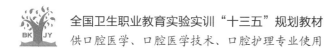全国卫生职业教育实验实训"十三五"规划教材

供口腔医学、口腔医学技术、口腔护理专业使用

U0239986

口腔预防医学

主编 冯昭飞

北京科学技术出版社

图书在版编目（CIP）数据

口腔预防医学 / 冯昭飞主编. —北京：北京科学技术出版社，2017.8
全国卫生职业教育实验实训"十三五"规划教材：供口腔医学、口腔医学技术、口腔护理专业使用
ISBN 978-7-5304-8966-6

Ⅰ. ①口… Ⅱ. ①冯… Ⅲ. ①口腔科学—预防医学—高等职业教育—教材 Ⅳ. ① R780.1

中国版本图书馆 CIP 数据核字（2017）第 062124 号

口腔预防医学

主　　编：冯昭飞
责任编辑：张青山
责任校对：贾　荣
责任印制：李　茗
封面设计：异一设计
版式设计：天露霖文化
出　版　人：曾庆宇
出版发行：北京科学技术出版社
社　　址：北京西直门南大街16号
邮政编码：100035
电话传真：0086-10-66135495（总编室）
　　　　　0086-10-66113227（发行部）　0086-10-66161952（发行部传真）
电子信箱：bjkj@bjkjpress.com
网　　址：www.bkydw.cn
经　　销：新华书店
印　　刷：三河市国新印装有限公司
开　　本：787mm×1092mm　1/16
字　　数：170千字
印　　张：8.25
版　　次：2017年8月第1版
印　　次：2017年8月第1次印刷
ISBN 978-7-5304-8966-6/ R · 2276

定　　价：68.00元

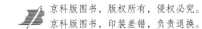

教材评审委员会

张宗伟（枣庄职业学院）

张海峰（扎兰屯职业学院）

陈华生（漳州卫生职业学院）

郎庆玲（黑龙江省林业卫生学校）

屈玉明（山西职工医学院）

胡景团（河南护理职业学院）

郭积燕（北京卫生职业学院）

戴艳梅（天津市口腔医院）

秘书长

马菲菲（天津医学高等专科学校）

林　欣（天津市口腔医院）

副秘书长

郭怡熠（天津市口腔医院）

委　员（以姓氏笔画为序）

马玉宏（黑龙江护理高等专科学校）

毛　静（枣庄科技职业学院）

方会英（枣庄职业学院）

刘巧玲（黑龙江省林业卫生学校）

苏光伟（安阳职业技术学院）

李　涛（石家庄医学高等专科学校）

张　华（扎兰屯职业学院）

胡雪芬（大兴安岭职业学院）

顾长明（唐山职业技术学院）

高巧虹（漳州卫生职业学院）

高秋香（山西职工医学院）

黄呈森（承德护理职业学院）

曹聪云（邢台医学高等专科学校）

梁　萍（北京卫生职业学院）

葛秋云（河南护理职业学院）

董泽飞（邢台医学高等专科学校）

熊均平（河南漯河医学高等专科学校）

视频审定专家（以姓氏笔画为序）

王　琳（北京大学口腔医院）

王　霄（北京大学第三医院）

王伟健（北京大学口腔医院）

牛光良（北京中西医结合医院）

冯小东（北京同仁医院）

冯向辉（北京大学口腔医院）

冯培明（北京中医药大学附属中西医结合医院）

成鹏飞（中国中医科学院眼科医院）

刘　刚（北京中医药大学附属中西医结合医院）

刘建彰（北京大学口腔医院）

刘静明（北京同仁医院）

李靖桓（首都医科大学附属北京口腔医院）

杨海鸥（北京同仁医院）

张　楠（首都医科大学附属北京口腔医院）

陈志远（北京同仁医院）

郑树国（北京大学口腔医院）

胡菁颖（北京大学口腔医院）

祝　欣（北京大学口腔医院第二门诊部）

姚　娜（北京大学口腔医院第二门诊部）

熊伯刚（北京中医药大学附属中西医结合医院）

编 者 名 单

主　编　冯昭飞

副主编　丁士育　田宗蕊　孙建欣
　　　　徐佳音　寇文智

编　者（以姓氏笔画为序）

丁士育（唐山职业技术学院）

田宗蕊（天津市口腔医院）

冯昭飞（天津市口腔医院）

孙建欣（邢台医学高等专科学校）

李翠翠（天津市口腔医院）

胡　静（天津市口腔医院）

聂　帅（天津市口腔医院）

徐佳音（黑龙江护理高等专科学校）

梁金杰（天津市口腔医院）

寇文智（枣庄职业学院）

前　言

目前，慢性非传染性疾病是全世界面临的主要健康问题，其中口腔疾病由于患病率和发病率高，已成为全球主要的公共卫生问题之一，也是很多国家主要的疾病负担之一。龋病和牙周病是对人们身体健康和生命质量影响最为广泛的两大常见口腔疾病。

就我国而言，尽管近几十年来随着社会经济的发展，人民群众的整体健康水平、平均寿命不断提高，但是口腔疾病仍然非常普遍。例如，历次的全国口腔健康流行病学调查均显示我国儿童乳牙龋病患病率居高不下，各年龄段龋齿充填率较低，牙龈炎、牙周炎患病率随着年龄增长快速升高。这些都对我国的口腔卫生服务资源提出了严峻挑战。

目前，全世界普遍的共识是单纯的充填龋齿、拔牙与外科手术、冠桥与义齿修复不能从根本上解决人类的基本口腔健康问题。因此，要将口腔医学的重点从临床治疗逐渐转向疾病预防，强调预防的重要性。

在口腔医学的教学中，口腔预防医学是非常重要的一门课程，通过课程的学习，可以使口腔医学生对口腔疾病的预防策略、预防措施等有更加深刻与更加全面的理解。但是，传统的高职院校口腔医学专业的口腔预防医学教学与其他操作内容相对较多的专业课程相比，存在教学形式单一、学习内容相对枯燥、学生的学习兴趣低等问题。在教学过程中若能配合多种形式的、能够培养动手能力的实训课程，如参与社区健康教育活动、进行小规模的口腔健康调查、进行窝沟封闭、预防性树脂充填操作实践等，可以更好地激发学生学习的热情，还可将理论学习与实践相结合，加深学生对基本理论与基本技术和技能的理解与掌握。

基于上述宗旨，我们聘请了多位具有多年高职院校口腔预防医学教学经验的资深教师共同参与到本实训教材的文字编写与操作视频的录制中。

　　本教材为"全国卫生职业教育实验实训'十三五'规划教材（供口腔医学、口腔医学技术、口腔护理专业使用）"系列教材之一。在本实训教材的编写与操作视频的录制过程中，编委们除了开会研究讨论外，还通过电子邮件、微信、短信、电话等方式对相关内容反复进行讨论与修订，而且很多时候是牺牲个人的休息时间对样章、视频脚本、视频等进行认真修改完善，力求高质量地完成编写与视频录制工作。但是，由于经验和能力所限，教材中不可避免会存在缺点与不足，望广大师生提出宝贵意见与建议，以便我们今后不断对教材加以完善。

　　最后，要感谢各位编委的辛勤付出，以及各编委所在单位的大力支持。还要感谢出版社聘请专家对教材进行审阅并提出宝贵意见与建议，感谢摄像、视频编辑老师们以敬业精神完成视频资料。

编　者

2017 年 2 月

目 录

实训一

口腔健康调查——临床检查方法

病例导入

医疗机构安排医师去社区进行口腔健康调查，社区居民积极向医师询问自己的口腔状况如何。作为医师，应选择什么样的方式对居民的口腔状况进行评估和描述？

记忆链接

口腔健康状况调查是流行病学调查中常用的一种方法，就是在一个特定的时间内收集某一特定人群患口腔疾病的频率、流行强度、分布及流行规律的资料，是一种横断面调查。其内容包括以下几点。

（1）项目设置。

（2）常用的指数和标准。

（3）调查表格的设计。

（4）调查方法。

技术操作

一、目的

掌握口腔健康调查的方法及实施步骤。

二、操作规程

器材	社区牙周指数（CPI）探针、平面口镜、调查表格、铅笔、橡皮、垫板和照明光源
操作前准备	（1）由带教老师以微课的方式完成理论部分内容的复习。 （2）老师以多媒体示教方式进行临床口腔健康调查和调查表格的填写

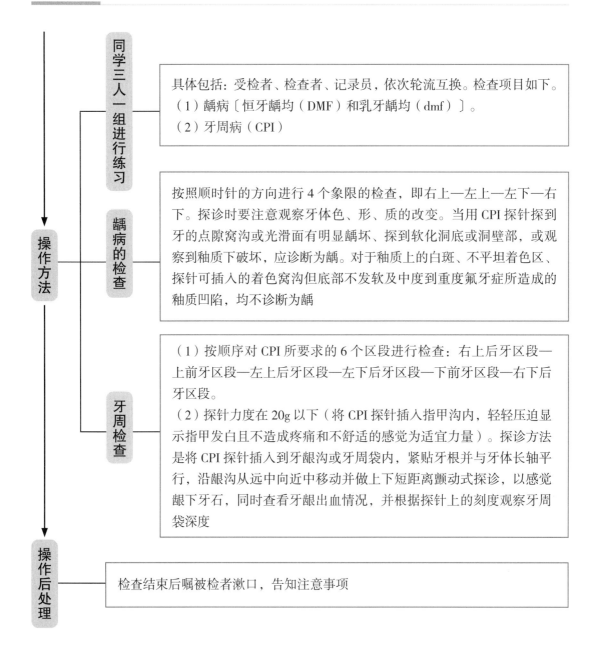

操作方法

同学三人一组进行练习

具体包括：受检者、检查者、记录员，依次轮流互换。检查项目如下。
（1）龋病〔恒牙龋均（DMF）和乳牙龋均（dmf）〕。
（2）牙周病（CPI）

龋病的检查

按照顺时针的方向进行4个象限的检查，即右上—左上—左下—右下。探诊时要注意观察牙体色、形、质的改变。当用CPI探针探到牙的点隙窝沟或光滑面有明显龋坏、探到软化洞底或洞壁部，或观察到釉质下破坏，应诊断为龋。对于釉质上的白斑、不平坦着色区、探针可插入的着色窝沟但底部不发软及中度到重度氟牙症所造成的釉质凹陷，均不诊断为龋

牙周检查

（1）按顺序对CPI所要求的6个区段进行检查：右上后牙区段—上前牙区段—左上后牙区段—左下后牙区段—下前牙区段—右下后牙区段。
（2）探针力度在20g以下（将CPI探针插入指甲沟内，轻轻压迫显示指甲发白且不造成疼痛和不舒适的感觉为适宜力量）。探诊方法是将CPI探针插入到牙龈沟或牙周袋内，紧贴牙根并与牙体长轴平行，沿龈沟从远中向近中移动并做上下短距离颤动式探诊，以感觉龈下牙石，同时查看牙龈出血情况，并根据探针上的刻度观察牙周袋深度

操作后处理

检查结束后嘱被检者漱口，告知注意事项

三、注意事项

（1）探诊要按照顺序进行。

（2）有时出血情况会发生在探诊后30秒内，所以记录出血情况要在一个区段全部探查后再进行。

（3）如探诊区段发现5.5mm以上深度牙周袋，则计分为4，该区段不需要做第二次探诊。每区段按照最重情况进行计分。以6个区段中的最高记分作为个人CPI分值。

测试题

简答题

CPI 计分标准是什么？

答：CPI 记分标准见下表。

记分	标准
0	牙龈健康
1	牙龈炎，探诊后出血
2	牙石，探诊可发现牙石，但探针黑色部分全部露在龈袋外
3	早期牙周病，探针黑色部分被牙龈缘部分覆盖，龈袋深度在 4 ~ 5mm
4	晚期牙周病，探针黑色部分被龈缘完全覆盖，牙周袋深度在 6mm 或以上
X	除外区段（少于 2 颗功能牙存在）
9	无法检查（不记录）

实训二

口腔健康调查——
标准一致性试验方法

病例导入

在口腔健康调查中，我们会获得很多疾病相关的信息，但是在获得信息的过程中会出现各种误差。由于检查者的某些原因会造成结果有误差，包括检查者之间的偏倚以及检查者本身的偏倚。那么我们如何来检验检查者之间与检查者本身的可靠度呢？

记忆链接

　　标准一致性试验也就是可靠度的检验，其包括检查者本身可靠度的检验和检查者之间可靠度的检验。有很多种方法可以用来评估检查者之间和检查者本身的一致性，Kappa 统计法是可以更可靠地评估检查者之间一致性的依据。

技术操作

一、目的

检验评估检查者之间和检查者本身的一致性与可靠度。

二、操作规程

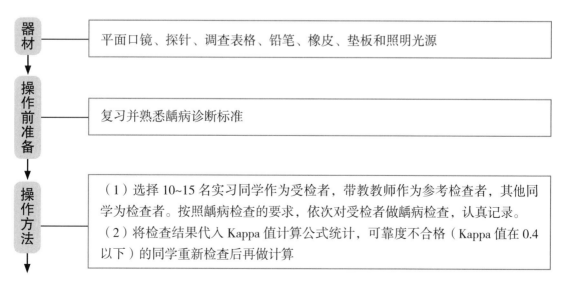

| 器材 | 平面口镜、探针、调查表格、铅笔、橡皮、垫板和照明光源 |

| 操作前准备 | 复习并熟悉龋病诊断标准 |

| 操作方法 | （1）选择 10~15 名实习同学作为受检者，带教教师作为参考检查者，其他同学为检查者。按照龋病检查的要求，依次对受检者做龋病检查，认真记录。
（2）将检查结果代入 Kappa 值计算公式统计，可靠度不合格（Kappa 值在 0.4 以下）的同学重新检查后再做计算 |

操作方法

Kappa 值计算公式：

$$Kappa=\frac{2(ad-bc)}{p_1q_2+p_2q_1}$$

式中，a、d 为检查者 A 与参考检查者检查结果一致的牙数；b、c 为二者检查结果不一致的牙数；p_1、p_2、q_1、q_2 为各项的合计

检查参数

检查者 A	参考检查者		合计
	龋	非龋	
龋	a	b	p_1
非龋	c	d	q_1
合计	p_2	q_2	

Kappa 值与可靠度的关系

Kappa 值	可靠度
0.40 以下	可靠度不合格
0.41 ~ 0.60	可靠度中等
0.61 ~ 0.80	可靠度优
0.81 ~ 1.00	完全可靠

三、注意事项

检查者要始终如一地按照同一标准进行调查。

测试题

一、单选题

若检查者 A 的 Kappa 值为 0.5，则其龋齿检查的可靠度是（　　）

A. 可靠度不合格

B. 可靠度中等

C. 可靠度优

D. 完全可靠

E. 以上都不对

正确答案： B

答案解析： Fleiss 规定 Kappa 值介于 0.41~0.60，可靠度中等。

二、简答题

什么是标准一致性方法？

答：标准一致性试验也就是可靠度的检验，其包括检查者本身可靠度检验和检查者之间可靠度检验。该方法可以用来评估检查者之间以及检查者本身的一致性。

实训三

社区口腔健康调查

病例导入

单位组织去小学进行口腔健康调查，应该调查什么项目、如何组织呢？

记忆链接

口腔健康状况调查是口腔流行病学调查中最常用的一种方法，是在一个特定的时间内收集某一特定人群患口腔疾病的频率、流行强度、分布及流行规律的资料的一种调查方法。

社区口腔健康状况调查可以了解社区某个人群的口腔健康状况，掌握口腔疾病的流行特征，提示影响口腔疾病发生的因素及流行趋势，为进一步开展社区口腔健康流行病学研究和制订口腔保健工作计划提供科学的依据。

技术操作

一、目的

通过调查，了解某社区龋病、牙周病的流行情况，掌握社区口腔健康调查方法。

二、操作规程

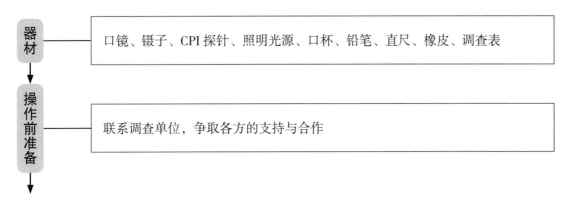

| 器材 | 口镜、镊子、CPI 探针、照明光源、口杯、铅笔、直尺、橡皮、调查表 |

| 操作前准备 | 联系调查单位，争取各方的支持与合作 |

操作方法	（1）培训人员。对所有参加培训的同学进行集中培训，统一标准、统一认识、统一方法。在调查开始前，安排好进度，明确分工，根据调查对象的数量，印刷表格，准备器械。 （2）选择并布置调查现场。要求现场环境安静，光线充足，检查者附近应设置洗手用具，调查时要安排好被调查者的数量，维持好调查秩序。 （3）检查。每两位同学为一组，相互交替做检查者和记录者。检查内容包括牙列情况和牙周情况。记录者将检查结果记录在《WHO 口腔健康评价表》的相应方格里。 为确保调查质量，负责调查质量的参考检查者，应在调查过程中定期抽查每个检查者所查过的受检者，以保证检查者始终如一地按照标准进行调查。 （4）审核。调查结束后，对所得资料进行彻底的核对和严格复查，剔除一些不完整、不可靠的资料，使调查资料具备一致性、统一性、完整性和准确性

三、注意事项

（1）每组同学检查完一个受检者后，要认真核对评价表上的每一项内容是否填写完整，记录符号是否准确。

（2）检查时应态度和蔼，动作轻柔，争取受检者的合作。

相关拓展

CPI 探针的使用　在进行牙周检查的时候，我们最常用的指数是社区牙周指数（CPI）。其中，要使用的工具为 CPI 探针。CPI 探针尖端为一圆形小球，直径 0.5mm，距离顶端 3.5~5.5mm 区间为黑色区域，在距离顶端 8.5mm、11.5mm 处分别有刻度线。检查时，CPI 探针与牙长轴平行，紧贴牙根轻缓地插入龈沟或牙周袋内，力量不超过 20g，由远中向近中移动，并做上下短距离颤动，以探查龈下牙石。同时查看牙龈出血和牙周袋深度。

测试题

一、单选题

1. 在进行口腔流行病学调查时，常采用社区牙周指数反映牙周组织的健康状况，该指数所检查的内容为（　　）

A. 牙龈出血、牙菌斑、软垢

B. 牙龈出血、牙石、牙周袋深度

C. 牙龈出血、牙石、牙菌斑

D. 牙龈出血、牙周袋、牙石

正确答案： B

答案解析： CPI 检查项目为牙龈出血、牙石、牙周袋深度。

2. 在进行社区牙周检查时，常用的指数为（　　）

A. CPI

B. 牙石指数

C. 软垢指数

D. 简化口腔指数

正确答案： A

答案解析： 最常用的牙周指数为 CPI。

3. 为了在短时间内了解某市人群口腔健康状况，并估计在该人群中开展口腔保健工作所需的人力、物力。检查有代表性的指数年龄组人群的调查方法为（　　）

A. 预调查

B. 捷径调查

C. 试点调查

D. 普查

正确答案： B

答案解析： 捷径调查只检查最具代表性的指数年龄组的人群，可在短时间内了解人群的口腔健康状况。

4. 口腔健康调查的方法不包括（　　）

A. 普查

B. 捷径调查

C. 抽样调查

D. 盲法调查

正确答案： D

答案解析： 口腔健康调查的方法包括普查、抽样调查、试点调查、捷径调查。

5. 口腔健康调查中，一般项目包括（　　）

A. 龋病

B. 牙周病

C. 姓名、年龄

D. 氟牙症

正确答案： C

答案解析： 龋病、牙周病、氟牙症检查为口腔健康状况项目。

6. 口腔健康调查中多采用（　　）

A. 随机调查

B. 抽样调查

C. 分层调查

D. 盲目调查

正确答案： B

答案解析： 抽样调查多用于调查某病在某地区或国家的患病情况或流行程度。

二、名词解释

口腔健康状况调查　　口腔健康状况调查是口腔流行病学调查中最常用的一种方法，是指在一个特定的时间内收集某一特定人群患口腔疾病的频率、流行强度、分布及流行规律的资料，是一种横断面调查。

三、简答题

1. 口腔健康调查的项目有哪些?

答：一般项目、口腔健康状况项目、问卷调查项目。

2. 口腔健康调查常用指数有哪些?

答：常用龋病指数有龋失补牙数（DMFT）、龋失补牙面数（DMFS），常用牙周健康指数有 CPI 和氟牙症 Dean 指数。

实训四

口腔健康调查问卷的设计

病例导入

根据入学查体结果，今年入学新生口腔卫生普遍较差，患龋病、牙龈炎的较多。为进一步了解学生的口腔健康问题和医疗服务利用状况，可以通过口腔健康差状况调查、口腔健康问卷调查来查明原因，做好预防。

记忆链接

口腔问卷调查除了要对被调查者一般情况进行了解外，主要是对其关于口腔健康知、信、行等方面的了解，包括个人口腔卫生习惯、饮食习惯、自我口腔及全身健康状况的认识、口腔健康意识、就医行为等。问卷的题型有选择题、填空题、是非题、量表题等，可根据调查目的确定题型。

技术操作

一、目的

（1）熟悉口腔健康调查问卷设计的原则和步骤。

（2）了解各类问题及答案的设计方法。

二、操作规程

第1步， 提出问卷调查的题目、目的和内容，并设计出一份问卷。

第2步， 准备好纸、笔。

第3步， 由实验室老师讲解问卷设计原则、步骤、各类问题及答案的设计方法。讲解内容如下。

（一）问卷设计的原则

设计一份好的问卷，是做好问卷调查的前提。问卷设计须从多方面考虑，遵循一些基本原则。

（1）围绕调查目的设计问卷。调查目的是问卷设计的灵魂，它决定着问卷的内容和形式。在问卷设计中，提什么问题、不提什么问题、如何提问，都必须与调查目的相符。

（2）根据调查对象的特点设计问卷的问题。问卷内容应容易回答，被调查对象也愿意回答。

（3）针对调查内容设计问卷。有些调查内容可能比较生僻、敏感或枯燥，设计人员要认识到这些情况，在设计时减少不利因素的影响。

（4）便于资料处理和分析。不同的资料处理和分析方法对问卷设计有不同的要求。例如，采用连续性变量适用于询问调查对象受教育年限，采用等级变量适用于询问其最高学历。

（5）考虑问卷使用方式。问卷的使用方式包括填写方式和回收方式。

（二）问卷的设计步骤

（1）根据调查目的，确定所需收集的信息，并以此为基础进行问题的设计与选择。

（2）确定问题的顺序。一般将简单、容易回答的问题放在前面，难度较大的、敏感的问题放在后边。同时，问题的排列要有关联、合乎逻辑。

（3）测试与修改问卷。正式调查以前，要先通过预调查对设计的问卷进行测试，根据发现的问题进行修改、补充、完善。

（三）问题的设计

设计问题时必须注意：语言简洁，句子简短；文字表达准确；每一个问题只问一件事，不能出现双重或多重的含义；用肯定的方式提问，若问题有假设性，需加一个筛选问题使调查对象能够准确回答。

（1）问题的结构。根据设置答案的不同，可将问题分为封闭型问题、开放型问题和半封闭型问题。人类学和社会学多用开放型问题，口腔医学研究多用封闭型问题。

1）开放型问题。又称自由回答式问题，其特点是设计者事先不拟定任何具体答案，调查对象根据提问问题独立地给出自己的答案。

2）封闭型问题。设计者预先写出问题的备选答案，调查对象从提供的选项中选择，不会有超出这些选项之外的答案。

3）半封闭型问题。是封闭型和开放型问题的结合。常见的是在封闭型回答方式的同时，最后加上一项其他或说明，并请调查对象简要填写具体回答内容。

（2）问题的形式。可以分为填空式、二项式、列举式、多项式选择、多项任选式、顺位式、评分式、矩阵式问句等。

（3）问题的提出。问题提出是问卷设计中不可忽视的一个环节，应科学、明确、艺术地提出每一个问题。问卷中应避免带有诱导性或权威性的问题，保持中立的态度。

（四）答案设计

答案设计不仅关系到调查对象能否顺利回答，还关系到调查所得资料价值的大小，答案的设计应遵循一定的原则。

（1）应具有穷尽性和互斥性。穷尽性是指答案包括了所有可能的情况；互斥性是指答案与答案之间不能互相重叠或互相包含。

（2）应与内容协调一致。为每一个问题所提供的答案必须属于这一问题所涉及的特定的现象或领域，不能出现答非所问的情况。

（3）按同一标准分类。同一个问题的答案只能按一个分类标准来设计，否则会使调查对象选择答案时感到无所适从。

（4）程度式答案应按一定顺序排列且对称。如涉及调查对象的看法、态度的答案通常具有程度上的意义，这类程度式答案应按一定顺序排列而且应对称，如"非常同意""同意""无所谓""不同意""很不同意"。

（5）注意等级答案的明确性。问卷中有时出现等级答案，如"经常""有时""偶尔""从不"等。由于被调查对象对这些频数的理解可能不同，由此统计得到的结果不一定能反映实际情况。因此，尽量采用具体数字或范围的答案。

（6）合理安排答案的排列方式。对一般性的类别答案可以采用随机化的方法设计出答案的顺序。对于有程度差别的答案，可以通过扩大类别的范围，增加分组的数量设计，尽量减少误差。

第4步，同学以小组为单位分工完成一份问卷的设计。

第5步，各组交流，教师点评。

第6步，评定学生对问卷设计原则的掌握情况。

第7步，评定学生问卷设计的能力。

相关拓展

1. **常见的可以预防的口腔疾病** 龋病、牙周病、氟牙症、牙本质敏感症、口腔癌、牙颌异常、唇腭裂。

2. **牙周病病因** 牙周病的始动因素是局部的牙菌斑。危险因素包括：①局部促进因素，如牙石、软垢、食物嵌塞、不良修复体等；②全身影响因素，如吸烟、内分泌失调、营养不良、遗传、免疫炎症反应等。各年龄组均可发病，且患病程度与年龄呈正相关。牙菌斑通常肉眼难以观察到，必须使用牙菌斑染色剂染色才能显示。

测试题

找出以下问卷设计的不足之处。

附问卷样本：

口腔调查问卷

姓名：＿＿＿＿＿＿＿　　性别：＿＿＿＿＿＿＿　　年龄：＿＿＿＿＿＿＿

民族：＿＿＿＿＿＿＿　　籍贯：＿＿＿＿＿＿＿

1. 你认为刷牙时牙龈出血正常吗？

A. 正常　　　　　　B. 不正常　　　　　　C. 不知道

2. 牙龈出血是否应该治疗

A. 是　　　　　　　B. 否

3. 在过去的一年内，你有过以下情况吗？（在你的选择下画√）

	没有	偶尔有	有时候有	经常有
牙龈（牙床）出血				
牙齿疼痛				
牙床过敏				
牙齿碰伤				

4. 假如你牙龈（牙床）出血，你会（可多选）

A. 注意刷牙　　　B. 清水漱口　　　C. 用盐水或漱口水漱口　　　D. 服用药物

E. 请牙科医生治疗　　　F. 其他方法　　　G. 没关系，我不理会

5. 如果你牙齿有洞，但不痛，你会去找医生看吗？

A. 会去　　　　　　　B. 不会去　　　　　　　C. 不知道

6. 上次牙痛时，你是怎么做的？

A. 挺一挺就过去了　　　　　B. 自己找药吃　　　　　C. 找医生治牙

D. 找医生拔牙　　　　　E. 其他方法

7. 你是否经常进食以下食物或饮料（请在你的选择下画√）

	每天至少2次	每天1次	每周2～6次	每周1次	每月1～3次	很少/从不
新鲜水果						
饼干、蛋糕、面包等甜点						
糖果、巧克力						
橙汁、苹果汁等果汁						
可乐、雪碧						

8. 你用下面的工具清洁牙齿吗（请在你的选择下画√）

	每天至少2次	每天1次	每周2～6次	每周1次	每月1～3次	很少/从不	没听过
牙刷							
牙签							
牙线							

9. 你每次刷牙的持续时间大约有

A. 小于1分钟　　　　　B.1~2分钟　　　　　C.2~3分钟　　　　　D.3分钟以上

10. 你刷牙的方式是

A. 上下刷　　　　B. 左右刷　　　　C. 两种方式都有

11. 你刷牙时是否刷牙齿的前、后以及咬合面

A. 是　　　　B. 否

12. 你听说过含氟牙膏吗？用过吗？

A. 听说过　　B. 没有听过　　C.用过　　D. 没有用过　　E. 不知道

13. 你现在使用的牙膏是

A. 普通牙膏　　B. 含氟牙膏　　C. 药物牙膏　　D. 都在用　　E. 不知道

14. 是否知道定期洁牙

A. 不知道　　　　B. 知道　　　　C.认为不好

15. 你的洁牙行为

A.1~2次/年　　　　　B. 做过1~2次　　　　　C. 从未洁牙

16. 你上次看牙医距现在多长时间

A. 从没有看过牙　　B. 2年以上　　C.1~2年　　D. 6~12个月　　E. 6个月以内

17. 你看牙医的原因是（可多选）

A. 牙痛　　　　B. 出血　　　　C. 牙齿松动　　　　D. 缺牙　　　　E. 美容

F. 定期做口腔健康检查　　　　G. 接受预防性措施（涂氟等）

H. 重大口腔问题（如口腔肿瘤或口腔其他疾病）

18. 你要看牙会选择去哪里

A. 县级以上口腔专科医院　　　　B. 省级综合医院

C. 区、市、县级综合医院　　　　D. 校医院

E. 私人口腔诊所　　　　F. 大街上摆摊治牙的

19. 你的口腔保健知识是通过以下哪些途径获得的？

A. 电视/广播　　　　B. 报刊/杂志/科普读物　　　　C. 家人、朋友

D. 医院宣传栏　　　　E. 口腔医护人员　　　　F. 社区健康教育活动

G. 学校　　　　H. 以上都没有

20. 在过去的12个月里，由于口腔问题，对你以下几个方面的影响有多大？（在你的选择下画√）

	很影响	有影响	基本不影响	很不影响	不清楚
吃东西（包括咬/嚼/吞咽）					
发音					
外貌					
自卑或感觉不如别人					
社交行为或接触其他人					

21. 你对自己的口腔及身体状况评价如何？（在你的选择下画√）

	很好	较好	一般	较差	很差
身体健康					
牙齿健康					
牙龈健康					
口腔卫生					

22. 以下看法有人同意，有人不同意，你的看法如何？（在你的选择下画√）、

	很同意	同意	无所谓	不同意	很不同意
口腔健康对自己的生活很重要					
定期进行口腔检查是十分必要的					
牙齿的好坏是天生的，与自己的保护关系不大					
预防牙病首先靠自己					

儿童口腔健康知识调查问卷

学校名称＿＿＿＿＿＿＿＿＿＿＿＿＿　　　　　　编号 □□□

本调查的目的，是为了了解学生口腔卫生知识掌握的情况，下面每个问题都有 1 个正确答案，请您在认为是正确的或符合您情况的答案上画√，请完整答题，勿与他人商量。非常感谢您的合作。

一、基本情况

1. 姓名＿＿＿＿　2. 班级＿＿＿＿　3. 性别＿＿＿＿　4. 民族＿＿＿＿

5. 你是独生子女吗？　A. 是　　B. 不是

二、基本知识

1. 一天应该刷几次牙，什么时候刷？

A. 一次，晚上　　　　B. 两次，早晚刷　　　　C. 不知道

2. 牙刷使用多长时间就应该更换？

A. 3 个月　　　B. 6 个月　　　C. 1 年　　　D. 倒了毛再换

3. 为了预防龋齿，应选用什么牙膏？

A. 不含任何药物　　　B. 含氟牙膏　　　C. 不用牙膏

4. 人生有几副牙齿？

A. 1 副　　　B. 2 副　　　C. 3 副　　　D. 不知道

5. 什么是六龄牙？

A. 第六颗萌出的牙　　　B. 六岁左右萌出的牙　　　C. 不知道

6. 六龄牙龋病预防的主要方法是什么？

A. 刷牙　　　　　B. 漱口　　　　　C. 窝沟封闭　　　　　D. 牙齿涂氟

7. 造成龋齿的主要原因是什么？

A. 虫子　　　　　B. 细菌　　　　　C. 病毒　　　　　D. 食糖

8. 你发现刷牙、吃东西或平时牙龈出血时会想到什么？

A. 正常现象　　　　　B. 已患牙龈炎　　　　　C. 患龋齿　　　　　D. 血液疾病

9. 牙结石对身体有什么危害？

A. 吃饭不好　　　B. 没什么危害　　　C. 可引起牙周疾病　　　D. 不好看

10. 牙齿不痛就不必去医院检查吗？

A. 对　　　　　B. 不对

11. 全国爱牙日是几月几日？

A. 10 月 20 日　　　B. 5 月 20 日　　　C. 9 月 20 日　　　D. 6 月 20 日

三、基本行为

1. 你每天刷几次牙？

A. 很少或从不　　　　　B. 不是每天都刷　　　　　C. 1 次　　　　D. 2 次及以上

2. 一般情况下，你每次刷牙用多长时间？

A. 不到 1 分钟　　　B. 2 分钟　　　C. 3 分钟　　　D. 时间长短不定

3. 一般情况下，你多长时间更换一把牙刷？

A. 2~3 个月　　　B. 4~6 个月　　　C. 7~12 个月　　　D. 1 年以上

4. 你用下列哪种方法刷牙？

A. 拉锯式左右横刷　　　B. 梳头式上下顺刷　　　C. 转圈式刷　　　D. 水平颤动式竖刷

5. 如果你牙龈出血会怎么做？

A. 停止刷牙　　B. 没关系　　C. 刷牙时特别注意刷出血处　　　D. 去医院检查

6. 你从几岁开始刷牙？

A. 3 岁　　　B. 4 岁　　　C. 5 岁　　　D. 6 岁　　　E. 7 岁

答案：

《口腔调查问卷》第2题应增加"不知道"选项。第4题应增加答案，如"不知道"。第6题应增加答案，如"未曾有过牙疼"。第12题是一题两问，应分为两题提问。第14题若要了解对洁牙的态度，应分成两题；若只想了解是否知道定期洁牙，应去掉答案"C"。第15题应增加答案，如＞2次/年。

实训五

口腔健康调查问卷调查

病例导入

某一地区需要了解人群的口腔健康状况及口腔卫生习惯，然后根据数据制定保健计划和实施措施。为此要深入社区调查，把社区人群的一些健康数据统计出来。

记忆链接

问卷调查是流行病学研究中一种常用且重要的研究方法。口腔流行病学研究中的一些资料，需要通过问卷调查的方式收集。

问卷调查的目的如下。①研究对象的属性，即调查对象的基本特征，包括年龄、性别、种族、婚姻状况、居住地、文化程度、职业、收入等。②口腔健康知识、态度和行为：口腔健康知识指人们对特定口腔健康问题的了解。口腔健康态度指人们对于口腔健康各方面的看法和观念。口腔健康行为指与口腔健康相关的各种行为，如个人的口腔卫生习惯、饮食习惯、就医行为等。③口腔健康相关生活质量。反映口腔疾病及其防治对人们的生理功能、心理功能及社会功能等方面影响的综合评估指标。

技术操作

一、目的
（1）熟悉问卷调查方法。
（2）了解问卷调查资料的整理。

二、操作规程
第1步，选择一社区、大学、中小学、幼儿园、敬老院等特定的人群进行口腔健康问卷调查。

第2步，准备好已设计的问卷、计算器、纸、笔。选择好调查场所。

第3步，方法和步骤。

老师讲解调查目的、研究人群、研究对象。采用访谈或自填方式完成问卷调查。整理问卷资料并得出主要结果。学生以小组为单位完成调查报告。

（一）如选择幼儿园可按照下列方法

（1）由老师带领学生到事先联系好的幼儿园，检查当天要邀请儿童家长、幼儿园老师一起参加。

（2）采用全院普查的方法调查。

（3）选择并布置好调查现场。注意维持好现场调查秩序，在调查过程中，每个调查者应耐心细致，帮助年龄较小的儿童克服恐惧心理。对儿童家长提出的问题给予解答或指导，但要避免在答卷前讲解口腔保健等知识。

（4）每检查完一个受检者，要认真核对问卷上的题目，看回答的是否完整。

（5）遇到无法解决的问题及时和老师联系解决。

（二）选择中小学生口腔问卷调查方法

（1）调查问卷设计可参考样本。

（2）采用集体填答方式调查，调查员念题时应避免诱导性语言、语气及表情。

（3）调查结束后，回收问卷时要在被调查者离开前认真检查问卷的填写情况，发现遗漏及时补上，以便下一步的统计分析。

三、注意事项

受调查对象有一定文化程度可采用自填方式，在学校里可在教室集中完成，开始填答之前讲解注意事项。不能自填的可采用访谈方式，不理解的题目可以讲解，但不能诱导作答。问卷回收时注意有无漏填、错填等情况，如发现及时纠正，避免错卷，以便于下一步的统计分析。

相关拓展

　　抽样调查是一种非全面调查，它是从全部调查研究对象中，随机抽选一部分单位进行调查，并据此对全部调查研究对象做出估计和推断的一种调查方法。显然，抽样调查虽然是非全面调查，但它的目的却在于取得反映总体情况的信息资料，因而，也可起到全面调查的作用。

　　根据抽选样本的方法，抽样调查可以分为概率抽样和非概率抽样两类。概率抽样是按照概率论和数理统计的原理从调查研究的总体中，根据随机原则来抽选样本，并从数量上对总体的某些特征做出估计推断，对推断出可能出现的误差可以从概率意义上加以控制。在我国，习惯上将概率抽样称为抽样调查。

测试题

选择下面的问卷一或问卷二发放到某一班级，填写完成后收回，完成分析报告。

问卷一　大学生口腔健康情况调查问卷

本调查的目的，是为了了解大家对口腔卫生知识的掌握情况，个人口腔卫生习惯以及就医行为等。请根据您的实际情况作答，并注意括号中的提示。您个人作答的情况我们将予以保密，不会单独对外发表。

被调查者的编号：□□□□□

被调查者姓名：＿＿＿＿＿＿　性别：＿＿＿＿＿＿

出生地：＿＿＿＿＿＿年龄：＿＿＿＿＿＿年级：＿＿＿＿＿＿

1. 你是否认为口腔健康对人体健康很重要？

A. 很重要　　　B. 较重要　　　C. 一般　　　D. 不重要

2. 你一天刷几次牙？

A.1 次　　　B.2 次　　　C.3 次　　　D. 不确定　　　E. 不刷

3. 你觉得早晨刷牙和晚上刷牙哪个更重要？

A. 早晨　　　B. 晚上　　　C. 都重要　　　D. 不知道

4. 你每次刷牙大概多长时间？

A. 少于 1 分钟　　　B.1~2 分钟　　　C.2~3 分钟　　　D.3 分钟以上

5. 你的牙刷一般多长时间更换？

A.1 个月　　　B.2 个月　　　C.3 个月　　　D. 半年及以上

6. 你会如何选择牙刷？

A. 软刷毛　　　B. 硬刷毛　　　C. 刷毛软硬适中　　　D. 无所谓

7. 你刷牙时牙龈出血吗？

A. 是　　　　　B. 否

8. 你晚上刷完牙后还会再吃东西吗？

A. 从不吃　　　B. 有时吃　　　C. 经常吃

9. 你觉得牙膏的档次高低对保护牙齿重要吗?

A. 是　　　　　B. 否　　　　　C. 不知道

10. 你的牙膏经常更换吗?

A. 是　　　　　B. 否

11. 你是否使用含氟牙膏?

A. 是　　　　　B. 否　　　　　C. 不知道

12. 你有吃糖和零食的习惯吗?

A. 是　　　　　B. 否

13. 吃完糖和零食你会马上漱口吗?

A. 一般是　　　　B. 有时　　　　C. 从不

14. 你现在是否吸烟?

A. 是　　　　　B. 否

15. 你认为应该多长时间检查一次牙齿?

A.3 个月　　　　B.6 个月　　　　C.1 年　　　　D. 不知道

16. 如果你的牙齿缺失了,你会及时镶复吗?

A. 是　　　　　B. 否

17. 你对自己的口腔及全身健康评价如何?(在你的选择下画√)

	很好	较好	一般	较差	很差
身体健康					
牙齿健康					
牙龈健康					
口腔卫生					

18. 你现有的口腔保健知识是通过以下哪种途径获得的？（可多选）

A. 家长　　　B. 电视 / 广播　　　C. 报刊 / 杂志 / 科普读物　　　D. 网络

E. 学校的口腔健康教育　　　F. 口腔医务人员　　　G. 医院里的宣传栏

H. 其他（请注明）_____

19. 你最近使用的牙膏品牌是?

20.看牙病的时候你最关心的是？（可多选）

A. 疼痛与否　　B. 费用　　C. 治疗效果　　D. 卫生条件　　E. 等候时间

F. 其他（请注明）_____

21.你选择医生的标准是什么？（可多选）

A. 技术水平　　B. 态度好坏　　C. 职称高低　　D. 工作年资　　E. 其他（请注明）_____

问卷二　口腔卫生知识知晓率问卷调查

被调查者的编号□□□□□

被调查者姓名：_____性别：_____年龄：_____出生年月：_____

本调查的目的，是为了了解学生口腔卫生知识掌握的情况，问卷不是考试，不记姓名，不打分数，请您不要有任何顾虑。下面每个问题都有几个答案，请您在认为是正确的或符合您情况的答案上画√，请完整答题，勿与他人商量。非常感谢您的合作。

1.你是独生子女吗？

A. 是　　　　　B. 不是

2.一天应该刷几次牙，什么时候刷？

A.1 次，早晨刷　　B.1 次，晚上刷　　C.2 次，早晚都刷　　D. 不知道

3.每次刷牙应该刷多长时间？

A.1 分钟　　　　B.2 分钟　　　　C.3 分钟　　　　D. 不知道

4.牙刷应该多长时间更换？

A.3 个月　　　　B.6 个月　　　　C.1 年　　　　D. 倒了毛再换

5.为了预防龋齿，应选用什么牙膏？

A. 不含任何药物　　B. 含氟（fú）牙膏　　C. 中草药牙膏　　D. 不知道

6.人一生有几副牙齿？

A.1 副　　　　　B.2 副　　　　　C.3 副　　　　　D. 不知道

7.什么是六龄牙？

A. 第六颗萌出的牙　　B. 六岁左右萌出的牙　　C 不知道

8.六龄牙龋病预防的主要方法是什么?

A.刷牙　　　　　B.漱口　　　　　C.窝沟封闭　　　　D.不知道

9.造成龋齿的主要原因是什么?

A.虫子　　　　　B.细菌　　　　　C.病毒　　　　D.不知道

10.你发现刷牙、吃东西或平时牙龈出血时会想到什么?

A.正常现象　　　B.已患牙龈炎　　　C.已患龋齿　　　D.不知道是怎么回事

11.如果你牙龈出血该怎么办?

A.停止刷牙　　　　B.不理睬　　　　C.刷牙时特别注意刷出血处

D.去医院检查　　　　E.不知道

12.牙齿不痛就不必去医院检查吗?

A.对　　　　　B.不对　　　　C不知道

13.牙菌斑黏附在什么部位?

A.只黏附在牙龈上　　B.只黏附在牙齿上　　C.以上两部位都有　　D.不知道

14.什么是牙结石?

A.牙齿上长石头　　B.钙化的牙菌斑　　C.牙龈上长石头　　D.不知道

15.有了牙结石怎么去除?

A.刷牙　　B.使用牙线　　C.请口腔科医生做洁牙治疗　　　D.不知道

16.牙结石对牙齿有什么危害?

A.影响吃饭　　B.没什么危害　　C.可引起牙周疾病　　　D.不知道

17.请你选出对牙齿有益的食品(可多选)

A.鱼　B.蛋　C.蛋糕　D.肉　E.蔬菜　F.饼干　G.瓜果　H.软糖

18.儿童乳牙有龋齿对人体有危害吗?

A.有　　　　　B.没有　　　　C不知道

19.儿童常见的口腔不良习惯是什么?　(可多选)

A.早晚刷牙饭后漱口　B.咬铅笔、吐舌、咬下唇　C.不咬硬东西　D.使用牙线

20. 全国爱牙日是几月几日?

A.5 月 20 日 　　　　B.6 月 20 日 　　　　C.9 月 20 日 　　　　D.10 月 20 日

21. 你每天刷几次牙? （选 A 的不回答第 22、23 题，直接从第 24 题开始回答）

A. 偶尔刷或不刷牙 　　　B. 刷 1 次 　　　C. 刷 2 次 　　　D. 刷 3 次及以上

22. 你通常会在每天的什么时候刷牙? **（可多选）**

A. 早晨起床 　　　B. 晚上睡前 　　　C. 中午饭后 　　　D. 不确定

23. 一般情况下，你每次刷牙用多长时间?

A. 不到 1 分钟 　　　B.1~2 分钟 　　　C.2~3 分钟 　　　D.3 分钟以上

E. 时间长短不定

24. 你有没有自己专用的牙刷?

A. 有 　　　B. 没有

25. 一般情况下，你多长时间更换一把牙刷?

A.2~3 个月 　　　B.4~6 个月 　　　C.7~12 个月 　　　D.1 年以上

26. 你用下列哪种方法刷牙?

A. 拉锯式左右横刷 　　　B. 梳头式上下顺刷 　　　C. 转圈式刷

D. 水平颤动式竖刷 　　　E. 不确定

27. 你在学校听过几次口腔保健课?

A. 没有听过 　　　B.1 次 　　　C.2 次 　　　D.3 次 　　　E.4 次

F.5 次及以上 　　　G. 不记得

实训六

含氟泡沫（氟化泡沫）的使用方法

扫描二维码，观看操作视频

病例导入

患者，女性，56岁，患有口干症，牙齿龋坏严重，曾多次来医院进行补牙，因担心牙齿继续龋坏，特来我院咨询有无预防牙齿龋坏的方法。根据患者主诉、临床检查，诊断为口干症导致的多发性光滑面龋。作为经治医师，应选择何种措施为患者预防治疗？

记忆链接

含氟泡沫或氟化泡沫是一种富含氟离子的泡沫，涂抹在牙齿表面可持续释放出氟离子，可以增强牙齿抗酸能力，促进再矿化，用于预防易感儿童、老年人以及放射治疗患者的龋病，是一种供口腔专业人员使用的局部用氟防龋的措施。

1. 成分及特点　含氟泡沫使用酸性磷酸氟，即含有氟化钠和磷酸，含氟浓度为1.23%（12300mg/L），pH 3.0~4.0。

2. 功能　增强牙齿抗酸能力；促进牙齿再矿化。

3. 优缺点

（1）优点。①专用托盘内放置含氟泡沫一次可以处理全口牙齿；②比传统涂氟方法容易；③花费时间少。

（2）缺点。需要由口腔专业人员操作或在专业人员指导下使用。

4. 适应证　①用于龋病易感儿童（包括正畸治疗的患者）龋齿预防；②牙龈退缩，根面暴露的中老年人颈部及根面龋的预防；③用于头颈部放射治疗等所致口干综合征相关的猖獗龋患者；④用于不能进行口腔自我清洁的残疾人龋齿预防。

5. 使用频率　选择获得国家食品药品监督管理总局注册，并在有效期内的局部用氟产品。每年至少使用2次。

6. 效果评价　目前认为，使用含氟泡沫与含氟凝胶后，牙釉质对氟的摄取基本相同，但是含氟泡沫的用量只有含氟凝胶的1/5~1/4，因而可以显著减少氟的用量。即，含氟泡沫和含氟凝胶对提高牙釉质中氟离子含量的效果相近，但含氟泡沫中的氟较中性氟化钠凝胶中的氟更易吸收。

技术操作

一、目的

掌握含氟泡沫防龋的操作方法和注意事项。

二、操作规程

器材 — 器械：一次性口腔检查器械、专用托盘、吸唾管、棉球、一次性手套、一次性口杯、纸巾、牙刷（患者自备）。
材料：获得国家食品药品监督管理总局注册，并在有效期内的含氟泡沫

操作前准备 — 患者一般情况：询问年龄、系统性疾病及药物过敏史，观察精神状态、配合程度，检查口腔状况，尤其是患龋情况等

操作方法 —
（1）清洁牙面：指导或帮助治疗对象用牙刷彻底清洁所有牙面，以增强氟化物与牙面的接触，延长氟化物在牙面滞留的时间。
（2）涂布：将含氟泡沫挤入专用托盘，并将托盘放入治疗对象口中，压入其上、下牙列，嘱其轻轻咬住，使含氟泡沫布满所有的牙面并挤入牙间隙。如治疗对象年龄小不能配合轻轻咬住，可由医护人员协助，上、下颌分开操作。
（3）体位：托盘放置好后，要求治疗对象轻轻咬住托盘保持托盘不松动，托盘在口内留置过程中保持身体坐正，不要后仰，以免氟剂流入咽部。可用吸唾管吸唾或用一次性口杯接住流出的唾液，避免吞咽。
（4）时间：托盘在口内留置4分钟后取出，让治疗对象自行吐净口中的泡沫，并用棉球或纸巾拭去残留口周的含氟泡沫。
（5）医嘱：30分钟内不漱口、不喝水、不进食

三、注意事项

（1）临床应用时应严格掌握适应证，严格操作，尽量减少氟的摄入。

（2）儿童使用含氟泡沫应在用餐前半小时之前完成操作。

（3）选择的托盘要与牙列大小相适应。既能覆盖全部牙列，又有足够的深度覆盖到牙颈部，也要避免托盘过大产生不良刺激。

（4）托盘内的含氟泡沫要适量，要求既能覆盖全部牙齿，又避免泡沫过多使治疗

对象感到不适或被吞下。每次用量为 0.6~0.8g。

（5）操作时最好在口内放置吸唾器，避免吞咽过多的泡沫。治疗完成后将多余的泡沫清除干净，尽量减少吞咽。

（6）治疗结束后半小时不漱口、不进食。

相关拓展

含氟凝胶的使用　含氟凝胶有不同的含氟浓度，供专业人员使用或供个人自我口腔保健使用。

（1）专业人员使用的有 APF 凝胶，含氟浓度为 1.23%（12300mg/L，pH 3 ~ 4），使用方法与注意事项同含氟泡沫，但因含氟凝胶含氟浓度很高，临床应用时更要严格操作，尽量减少氟的摄入。APF 凝胶每年至少应用 2 次。

（2）供个人自我保健用的含氟凝胶有 0.5%（5000mg/L）的 APF 凝胶和 NaF 凝胶，还有 0.1%（1000mg/L）的 SnF_2 凝胶，含氟浓度低于专业人员所用的产品，可以放置于托盘内使用，也可直接用于刷牙。

测试题

一、单选题

1. 含氟泡沫每次的用量只有含氟凝胶的（　）

A. 1/3~1/2　　　　B. 1/4~1/3　　　　C. 1/5~1/4　　　　D. 1/6~1/5

正确答案： C

答案解析： 由于是泡沫，每次用量只有含氟凝胶的 1/5~1/4 即可达到相同的效果。

2. 含氟泡沫每年至少使用多少次，才能达到较好的防龋效果（　）

A. 1 次　　　　B. 2 次　　　　C. 3 次　　　　D. 4 次或以上

正确答案： B

答案解析： 含氟泡沫用于防龋，其使用与含氟凝胶相同，每年至少应用 2 次。

二、名词解释

局部用氟　局部用氟是采用不同方法，将氟化物直接用于牙齿表面，目的是抑制牙齿表面的溶解脱矿并促进再矿化，以提高牙齿的抗龋能力。

三、简答题

1. 氟化物防龋的全身应用是指什么？都有哪些途径？

答：氟化物防龋的全身应用是指机体通过消化道摄入氟化物，经胃肠道吸收进入血液循环，然后转输至牙体和唾液等，达到预防龋齿的目的。主要的途径包括：饮水氟化、食盐氟化、牛奶氟化、氟滴剂和氟片。

2. 氟化泡沫使用的步骤是什么？

答：（1）清洁牙面。指导或帮助治疗对象用牙刷彻底清洁所有牙面。

（2）涂布。将含氟泡沫挤入专用托盘，并将托盘放入口中，压入上下牙列，轻轻咬住，使含氟泡沫布满所有的牙面并挤入牙间隙。如年龄小不能配合，可由医护人员协助，上、下颌分开操作。托盘放置好后，要轻轻咬住托盘保持托盘不松动，期间保持身体坐正，不要后仰，以免氟剂流入咽部。可吸唾或用一次性口杯接住流出的唾液，避免吞咽。4 分钟后取出托盘，让治疗对象自行吐净口中的泡沫，并用棉球或纸巾拭去口周残留的含氟泡沫。嘱其 30 分钟内不漱口、不喝水、不进食。

实训七

含氟涂料的使用方法

扫描二维码，观看操作视频

病例导入

患儿，男性，5岁，上颌乳前牙龋坏严重，因家长担心其牙齿继续龋坏，特来医院咨询有无预防牙齿龋坏的方法。根据患者主诉、临床检查，并询问家长以前孩子的哺乳情况等，诊断为早期儿童龋。作为经治医师，应选择何种措施为患儿预防治疗？

记忆链接

含氟涂料是一种加入氟化物的有机溶液，将其涂布于牙齿表面，可几分钟内硬化，在牙齿表面形成一层含氟薄膜，可释放出氟化物，以预防龋病。

1. 防龋机制 使用含氟涂料的目的是使牙齿表面长时间地与高浓度的氟化物接触，氟化物渗入牙釉质中，不但使羟基磷灰石转化为氟磷灰石，而且产生氟化钙样沉积物，参与再矿化并抑制脱矿。含氟涂料成为可持续渗入牙釉质的氟离子的贮存库。

2. 适用对象 龋易感人群。

3. 使用频率 选择获得国家食品药品监督管理总局注册，并在有效期内的局部用氟产品。每年使用2次即可达到预防效果。对易患龋人群可每年使用2~4次，还可与氯己定（洗必泰）配合使用（氯己定有抑制变形链球菌的作用）。

4. 防龋效果 含氟涂料的防龋效果已经被大量的临床和基础研究证实，防龋效果可达38%，不仅可预防光滑面龋，对邻面龋和窝沟龋也有一定的预防作用。它能明显增加牙釉质氟化物浓度，在牙釉质表面沉积氟化物。涂料还能在牙本质上沉积氟化物，可用于预防根面龋。

5. 优缺点

（1）优点。

1）含氟浓度高。因为用量少（涂布全口仅需0.3~0.5ml），降低了被吞咽的危险。因此，涂料中可含有较高的氟浓度。通常被认为是安全的。

2）涂料在使用后快速凝固并黏附到牙齿上，可提高釉质表面的氟化物浓度，并延长了氟化物与釉质表面的接触时间，降低了被吞咽的风险。

3）操作简单，需时少，每例患者仅需3~5分钟。无须严格地干燥牙面，潮湿的牙齿表面能促进涂料的凝固。

4）相对于含氟泡沫或凝胶，不使用托盘且操作时间短暂，所以很少有恶心和呕吐等不适反应，患者易于接受。

（2）缺点。

1）局部应用含氟涂料后，可导致牙齿短暂变色，刷牙后可使其恢复正常。

2）少数患者可对其产生接触性过敏。

3）牙龈出血者禁用。

技术操作

一、目的

掌握含氟涂料防龋的操作方法和注意事项。

二、操作规程

器材	（1）器械：一次性口腔检查器械、棉球、棉卷、棉签、小毛刷、吸唾管、牙刷、一次性手套。 （2）材料：获得国家食品药品监督管理总局注册，并在有效期内的含氟涂料
操作前准备	患者一般情况：询问年龄、系统性疾病及药物过敏史，观察其精神状态、配合程度，检查口腔状况，尤其是患龋情况等
操作方法	（1）清洁牙面：用牙刷清洁牙面，以增强氟化物与牙面的接触，延长氟化物在牙面滞留的时间。

操作方法

（2）隔湿和干燥：将每个牙齿用棉球擦干或用压缩空气吹干（但无须彻底干燥）。在操作过程中保持牙面干燥，可用吸唾装置，如果没有吸唾装置，也可以用棉卷隔湿代替。

（3）涂布含氟涂料：用小毛刷或棉签将 0.3 ~ 0.5ml 的含氟涂料直接涂布在所有牙面上，特别是两个牙之间的邻间隙，也可借助牙线将涂料带到邻面。

（4）固化：涂料涂布后可使其自然干燥或用压缩空气轻吹牙面直至涂料干燥，使含氟涂料在牙面上形成一层薄膜。

（5）医嘱：操作完成后，嘱患者 2 小时内不进食、不饮水，当天晚上不刷牙或使用牙线，以保证涂料与牙面的最大接触，避免涂料过早脱落。涂料最长可在牙面上保持 24~48 小时

三、注意事项

牙龈出血时禁止使用含氟涂料，因为出血的牙龈可能与涂料中松香基质发生接触性的变态反应，产生过敏反应。

相关拓展

含氟漱口液的使用　含氟漱口液漱口是另一种可行性较强的、安全有效的、较易推广的自我局部用氟防龋方法。适用于低氟和适氟区，适合作为公共卫生项目的防龋措施。含氟漱口液漱口不需要特殊器材，无须专业人员监督，但必须掌握使用的剂量和正确含漱方法，学生可在家长和老师的监督下实施。含氟漱口液包括氟化钠、酸性磷酸钠、氟化亚锡和氟化铵溶液等，最常用的是氟化钠漱口液。

氟化钠漱口液 pH 值呈中性或酸性，味道易被接受，价格较便宜。一般用 0.2% 氟化钠溶液每周含漱 1 次或 0.05% 氟化钠溶液每日含漱 1 次。5~6 岁的儿童每次用 5ml 含漱，6 岁以上的儿童每次用 10ml 含漱。含漱 1 分钟后吐出，30 分钟内不漱口、不饮食。

含氟漱口液对于儿童特别是 6 岁以下儿童，要慎重使用。年龄小的儿童，由于自控能力有限，容易误将漱口水吞服，长期使用可引起慢性氟中毒，影响儿童的生长发育。

测试题

一、单选题

1. 含氟涂料使用后，应嘱患者至少多长时间内不进食、不饮水？

A. 30 分钟　　　　B. 1 小时　　　　C. 2 小时　　　　D. 4 小时

正确答案： C

答案解析： 使用含氟涂料后，要求患者 2 小时内不进食，以保证涂料与牙面的最大接触。

2. 0.2% 的氟化钠漱口液应多长时间使用 1 次，才能达到较好的防龋效果？

A. 每年　　　　B. 每月　　　　C. 每周　　　　D. 每天

正确答案： C

答案解析： 0.2% 的氟化钠漱口液应每周使用 1 次，以保证其最佳的防龋效果。

二、名词解释

含氟涂料　含氟涂料是一种加入氟化物的有机溶液，将其涂布于牙齿表面，可在几分钟内硬化，在牙齿表面形成一层含氟薄膜，可释放出氟化物，以预防龋病。

三、简答题

简述含氟涂料的使用方法

答：（1）清洁牙面。用牙刷清洁牙面，以增强氟化物与牙面的接触，延长氟化物在牙面滞留的时间。

（2）隔湿和干燥。将每颗牙齿用棉球擦干或用压缩空气吹干（但无须彻底干燥）。在操作过程中保持牙面干燥，可用吸唾装置，如果没有吸唾装置，也可以用棉卷隔湿代替。

（3）涂布：用小毛刷或棉签将 0.3～0.5ml 的含氟涂料直接涂布在所有牙面上，特别是两个牙之间的邻间隙，也可借助牙线将涂料带到邻面。

（4）固化：涂料涂布后可使其自然干燥或用压缩空气轻吹牙面直至涂料干燥，使含氟涂料在牙面上形成一层薄膜。

（5）医嘱：操作完成后，嘱患者 2 小时内不进食、不饮水，当天晚上不刷牙或使用牙线，以保证涂料与牙面的最大接触，避免涂料过早脱落。涂料最长可在牙面上保持 24~48 小时。

实训八

窝沟封闭术

扫描二维码，观看操作视频

病例导入

患者，女性，6 岁，乳牙龋坏严重，曾多次来医院补牙，现在第一恒磨牙萌出，因家长担心其恒牙龋坏，故特来咨询有何预防措施可以预防恒牙龋坏。根据患者主诉、临床检查，诊断为"36、46 深窝沟"。作为经治医师，应选择何种预防措施降低该患儿恒牙患龋的风险？

记忆链接

窝沟封闭术是在不去除牙体组织，在𬌗面、颊面或舌面的点隙裂沟涂布一层黏结性树脂，保护釉质不受细菌及其代谢产物的侵蚀，达到预防龋病发生的一种有效防龋方法。

1. 适应证

（1）深的窝沟，特别是可以插入或卡住探针的窝沟（包括可疑龋）。

（2）对侧同名牙患龋或有患龋倾向的牙。

2. 非适应证

（1）牙面无深的沟裂点隙、自洁作用好。

（2）患者不能配合正常操作。

（3）牙齿尚未完全萌出，有牙龈覆盖。

技术操作

一、目的

在𬌗面、颊面或舌面的点隙裂沟涂布一层黏结性树脂，保护釉质不受细菌及其代谢产物的侵蚀，预防龋病发生。

二、操作规程

器材

口腔检查器械、窝沟封闭剂、酸蚀剂、口镜、探针、镊子、低速手机、锥形小毛刷或橡皮杯、三用枪、吸唾管、适量棉卷或棉球、涂布封闭剂的小毛刷、咬合纸、高速手机和钻针，使用光固化窝沟封闭剂需要配备光固化灯

操作前准备

患者一般情况：口腔状况、窝沟形态、年龄、精神状态、配合程度、系统性疾病及药物过敏史等

操作方法

（1）清洁牙面。在低速手机上装好锥形小毛刷或橡皮杯，蘸取适量清洁剂刷洗牙面（也可不用清洁剂采用干刷方式），清洁剂不能含有油脂或过细磨料，可以用浮石粉或不含氟牙膏，彻底刷洗牙面后冲洗漱口，再用尖锐探针清除窝沟中残余的清洁剂、牙菌斑、软垢等。

（2）酸蚀。清洁牙面后即用棉卷隔湿，将牙面吹干并保持干燥。用细毛刷、小棉球或小海绵蘸取适量酸蚀剂涂在要封闭的牙面上，酸蚀剂可为磷酸液或含磷酸的凝胶，目前多数学者认为 35% ～ 38% 的磷酸可获得最佳酸蚀效果，酸蚀面积一般为牙尖斜面的 2/3，酸蚀时间为恒牙 20 ～ 30 秒，乳牙 60 秒（以冲洗吹干后牙面呈白垩状外观为准，不同产品的酸蚀时间可能有差异，需根据产品说明使用）。注意酸蚀过程中不要擦拭酸蚀牙面，以免破坏被酸蚀的釉质面，降低粘接力。酸蚀剂用量要适当，不要溢到口腔软组织，还要注意避免气泡产生。

（3）冲洗和干燥。酸蚀后用三用枪气水加压冲洗牙面 10 ～ 15 秒，去除釉质表面酸蚀剂和反应产物，并且边冲洗边用吸唾器吸走冲洗液，以免酸蚀牙面被污染，造成封闭剂脱落。冲洗酸蚀剂后，立即更换干棉卷再次隔湿，随后用无油无水的压缩空气吹干牙面约 15 秒，也可采用挥发性强的溶剂如无水乙醇、乙醚等辅助干燥。吹干后的牙面应呈白色雾状外观，如果酸蚀后牙面无此现象，说明酸蚀程度不够，应重新酸蚀。操作中要确保酸蚀牙面不被唾液污染，如果发生唾液污染，应再冲洗牙面，彻底干燥后重复酸蚀步骤，否则影响封闭剂的保留。

（4）涂布封闭剂。采用自凝封闭剂时，每次封闭前要取等量 A、B 组分（分别含有引发剂和促进剂）调拌混匀。调拌时要注意掌握速度以免产生气泡，影响固化质量。自凝封闭剂固化时间一般为 1 ～ 2 分钟，通常调拌 10 ～ 15 秒。两者一经混合即刻发生化学反应，完全混匀后，在 45 秒内即应完成涂布，此后自凝封闭剂进入初凝阶段，黏度增大，流动性降低，故调拌涂布要掌握好时机，在初凝阶段前完成。涂布后不要再污染和搅动。

操作方法	光固化封闭剂不需调拌，直接取出涂布在牙面上，然后使用光固化灯固化，如连续封闭多颗牙，注意不宜取量过多，因为光固化封闭剂在自然光下也会逐渐凝固。 涂布方法：用小毛刷、小海绵或专用器械，将适量封闭剂涂布在经过酸蚀处理的窝沟、牙面上。注意使封闭剂渗入窝沟，使窝沟内的空气排除，并覆盖全部酸蚀牙面。在不影响咬合的前提下，应尽可能涂有一定的厚度，如果涂层太薄就会缺乏足够的抗压强度，容易被咬碎。 （5）固化。自凝封闭剂涂布后 1 ~ 2 分钟即可自行固化。光固化封闭剂涂布后，立即用光固化灯照射。照射距离约离牙尖1mm，照射时间通常为 20 ~ 40 秒，照射时间要根据封闭剂使用说明书与可见光源性能决定。照射部位要大于封闭剂涂布部位。 （6）检查。封闭剂固化后，用探针进行全面检查，了解固化程度、粘接情况、有无气泡存在，寻找遗漏或未封闭的窝沟并重新封闭，观察有无过多封闭材料以及是否需要去除，如发现问题及时处理。如果封闭剂没有填料可不调拾，如使用含有填料的封闭剂，又咬合过高，应调拾。封闭后还应定期复查（3 个月、半年或 1 年），观察封闭剂保留情况，脱落时应重做封闭

三、注意事项

（1）清洁牙面及窝沟时应强调：①必须用机用小毛刷、探针，配合三用枪进行牙面窝沟的清洁；②不能遗漏上颌磨牙腭沟和下颌磨牙颊沟的清洁。

（2）酸蚀应做到：①酸蚀剂涂布面积不要过大，以免腐蚀牙龈；②注意隔湿，防止舌体活动触及酸蚀剂导致的腐蚀；③视野不清时应配合使用口镜，避免遗漏牙面窝沟的酸蚀。

（3）干燥时应注意：①干燥牙面前先试吹一下三用枪，确保三用枪内仅有压缩空气时再进行牙面吹干，以防三用枪内残留油、水影响干燥效果；②在吹干窝沟时，应控制三用枪气流，以免溅起唾液污染牙面；③干燥过程中，应同时配合使用吸唾器，以防唾液污染牙面。

（4）涂布封闭剂应注意：①涂布封闭剂前，应确认牙面处于干燥状态；②封闭剂不要涂的太多，以免形成咬合高点，导致封闭剂折裂脱落；③封闭剂应涂在窝沟处，不能超出酸蚀范围，尖嵴不要涂布，以免影响咬合；④涂布过程中应避免气泡产生，可用小毛刷或探针排除气泡。

（5）固化应注意：①为避免交叉感染，一般光固化灯头都套有灯套，在固化时应避免灯套接触未固化的封闭剂，导致封闭剂表面形态改变；②严格按照产品说明和光固化灯的光照强度操作，保证封闭剂固化完全。

（6）检查应注意：①不要遗漏对下磨牙颊沟和上磨牙腭沟的检查；②若牙面远中窝沟、下磨牙颊沟和上磨牙腭沟的封闭剂过多波及龈缘，调磨时应避免对牙龈的损伤。

（7）其他注意事项：窝沟封闭防龋效果与封闭剂保留率直接相关，因此，操作必须严格执行操作规范。封闭剂脱落的主要原因，一是酸蚀不充分，二是唾液或者三用枪压缩空气中混有水、油，污染了酸蚀后的牙面。适应证的选择不当也会影响封闭质量。封闭后还应定期（3个月、半年或1年）复查，观察封闭剂保留情况，脱落时应重做封闭。

相关拓展

橡皮障的使用　橡皮障可以将牙齿隔离出来，使口腔中的唾液不会流入医师的操作区域之中，这对窝沟封闭的操作是非常有帮助的，尤其是儿童在治疗时舌头常不听使唤，或者没有办法很好配合治疗，应用橡皮障可以避免在冲洗酸蚀剂过程中出现不适及封闭过程中发生唾液污染，确保封闭效果，提高封闭效率。

测试题

一、单选题

1.窝沟封闭的操作方法下列哪项是错误的（　　）

A.用低速牙钻装好毛刷加适量浮石粉　　　　B.用蒸馏水冲洗牙面

C.用小棉球蘸酸蚀剂反复擦拭牙面　　　　　D.全程须隔湿

正确答案：C

答案解析：因反复擦拭会破坏被酸蚀的牙釉面，降低粘接力。

2.乳牙酸蚀时间为（　　）

A.10～20秒　　　　B.20～30秒　　　　C.30～40秒　　　　D.60秒

正确答案：D

答案解析：因为乳牙釉质的无机盐含量低，而有机物含量比恒牙多，有较强的耐酸力，因此，需要的酸蚀时间长。

二、名词解释

窝沟封闭　　窝沟封闭是指不去除牙体组织，在殆面、颊面或舌面的点隙裂沟涂布一层黏结性树脂，以保护釉质不受细菌及代谢产物的侵蚀，达到预防龋病发生的一种有效防龋方法。

三、简答题

1.窝沟封闭的适应证和非适应证。

答：窝沟封闭的适应证如下。

（1）窝沟深，可以插入或卡住探针的窝沟（包括可疑龋）。

（2）其他牙，特别对侧同名牙患龋或有患龋倾向。

窝沟封闭非适应证如下。

（1）牙面无深的沟裂点隙、自洁作用好。

（2）患者不能配合正常操作。

（3）牙齿尚未完全萌出，有牙龈覆盖。

2. 窝沟封闭的操作步骤。

答：清洁牙面，酸蚀，冲洗和干燥，涂布封闭剂，固化，检查。

实训九

非创伤性修复治疗

扫描二维码，观看操作视频

病例导入

　　患儿，女性，9 岁，学校体检时发现双侧下颌第一磨牙龋齿，故来进行治疗。根据患者主诉、临床检查，诊断为"36、46 殆面浅龋"。作为经治医师，应选择何种措施为患者治疗？

记忆链接

　　非创伤性修复治疗是指使用手用器械清除龋坏组织，然后用有黏结作用、耐压和耐磨性能较好的新型玻璃离子材料将龋洞充填。非创伤性修复治疗是一种阻止龋病进展、最大预防和最小创伤的现代治疗方法。

　　适应证如下。

　　（1）适用于恒牙和乳牙的中、小龋洞，能允许最小的挖器进入。

　　（2）无牙髓暴露，无可疑牙髓炎。

技术操作

一、目的

通过使用手用器械清除龋坏组织，然后使用有黏结作用、耐磨和耐压性能较好的新型玻璃离子充填龋洞来达到阻止龋病的进展。

二、操作规程

器材	口腔检查器械、口镜、探针、镊子、挖匙、牙用手斧、雕刻刀、调拌刀、调板纸、树脂条、T 形带、木楔、玻璃离子粉、玻璃离子液、牙本质处理剂、棉卷和棉球
操作前准备	患者一般情况：口腔状况、年龄、精神状态、配合程度、系统性疾病及药物过敏史等

	洞型准备	干棉卷隔湿，保持牙面干燥，使用探针去除牙菌斑和窝沟内的软垢，然后用湿棉球擦拭，再用干棉球擦干表面，确定龋损的范围。如果釉质开口较小，可使用牙用手斧扩大洞口。将牙用手斧刃部置于开口处，稍加压使牙用手斧前后移动，使脆弱的无基釉破碎，再用湿棉球去除破碎的釉质，然后用干棉球擦干。洞口扩大到最小挖匙可以进入，湿润龋洞，用挖匙垂直围绕龋洞的边缘转动，首先去除釉牙本质界处的软化牙本质，然后去除洞底的软化牙本质。去净龋坏组织后保持窝洞干燥。检查患牙的咬合情况，这有助于充填后修整和调整咬合
操作方法	**清洁**	用小棉球蘸 1 滴处理剂涂布全部窝洞 10 秒，立即冲洗 2 次，用干棉球擦干。如窝洞被血液和唾液污染，应及时止血，冲洗和干燥，用干棉卷隔湿并重新进行清洁。牙本质处理剂一般选用 10% 聚丙烯酸
	混合及调拌	根据厂家推荐的粉液比例，将粉剂先放在调拌纸中央的一侧，平均分为两等份，将液体瓶水平放置片刻使空气进入瓶底，然后竖直将 1 滴液体滴在调拌纸中央。用调拌刀将一半粉剂与液体充分混合，当这半粉剂湿润后，再混合另一半。整个调拌过程应在 20 ~ 30 秒内完成
	充填	材料调拌完成后应立即放入要充填的洞内。 1. 单面洞　干棉卷隔湿，干棉球擦干窝洞，将调拌好的材料使用雕刻刀钝端放入备好的窝洞内，用挖匙凸面压紧。注意避免产生气泡，材料稍高于牙面，将余下的材料置于邻近的点隙窝沟处。采用指压技术，即在戴手套的食指上涂少许凡士林放在材料上向洞内紧压，使玻璃离子进入窝洞，当材料不再有黏性后再移开手指（约 30 秒），以避免将材料带出窝洞。立即用雕刻刀去除多余材料，表面涂布凡士林，维持充填物干燥 30 秒。最后用咬合纸检查咬合情况，如咬合高则使用雕刻刀去除多余材料，调整到正常咬合。最后让患者漱口并嘱患者 1 小时内不要进食。 2. 复面洞 （1）前牙复面洞：干棉卷隔湿，干棉球擦干窝洞，在邻面放置成型片，将软木楔放在牙龈缘之间固定成型片。其他步骤同单面洞充填。 （2）后牙复面洞：恒牙后牙复面洞使用树脂条和木楔固定修复邻面外形。乳牙后牙复面洞不一定总是要求恢复邻面外形，可根据龋洞大小和乳牙存留时间而定，乳牙大的邻面龋损可制备成一斜面，可选择 T 形成型片

三、注意事项

（1）在操作的过程中严格做好隔湿工作。

（2）去除软化牙本质时注意保护牙髓，避免穿髓。

（3）清洁窝洞时如窝洞被血液和唾液污染，应及时止血，冲洗和干燥，用干棉球隔湿并重新进行清洁。

（4）牙本质处理剂一般选用10%聚丙烯酸，不可用酸蚀剂处理。

（5）充填材料调拌完成后应立即放入要充填的洞内，充填应在材料失去光泽前进行。如材料变干失去光泽，应重新调拌材料。

（6）复面洞充填时注意邻面成型。

（7）充填完成后注意咬合调整。

相关拓展

非创伤性修复治疗便于社区服务，使口腔医师可以离开诊室深入到患者生活环境，让更多的人得到口腔保健服务。非创伤性修复治疗可以纳入初级口腔卫生保健的范畴，在边远地区和农村地区值得推广。

测试题

一、单选题

1. 非创伤性修复治疗使用的充填材料是（   ）

A. 玻璃离子

B. 复合体

C. 复合树脂

D. 银汞合金

正确答案： A

答案解析： 其他为龋洞充填材料。玻璃离子具有黏结性，并可持续释放氟离子，而且不需要光固化灯固化。

2. 非创伤性修复治疗的适应证为（   ）

A. 中小龋洞

B. 深窝沟

C. 牙髓炎

D. 根尖周炎

正确答案： A

答案解析： 适应证为乳牙和恒牙的中小龋洞。

3. 非创伤性修复治疗中牙用手斧的作用是（   ）

A. 去除无基釉

B. 去除软化牙本质

C. 隔湿

D. 邻面成型

正确答案： A

答案解析： 牙用手斧可扩大洞口，将牙用手斧刃部置于开口处，稍加压使牙用手斧前后移动，使脆弱的无基釉破碎。

4. 非创伤性修复治疗中挖匙的作用是（   ）

A. 去除无基釉

B. 去除软化牙本质

C. 隔湿

D. 邻面成型

正确答案： B

答案解析： 用挖匙垂直围绕龋洞的边缘转动，首先去除釉牙本质界处的软化牙本质，然后去除洞底的软化牙本质。

5. 非创伤性修复治疗洞型准备不会用到的器械是（　　）

A. 牙用手斧

B. 挖匙

C. 镊子

D. 雕刻刀

正确答案： D

答案解析： 雕刻刀扁平的一端用于将材料放入预备好的窝洞内，尖锐的一端用于去除多余的充填材料及修整外形。

6. 非创伤性修复治疗清洁牙面的处理剂为什么浓度的聚丙烯酸（　　）

A. 10%

B. 20%

C. 30%

D. 40%

正确答案： A

答案解析： 应使用弱酸。

7. 非创伤性修复治疗后几小时内不能进食（　　）

A. 1 小时

B. 2 小时

C. 3 小时

D. 4 小时

正确答案： A

答案解析： 1 小时后材料才能完全固化。

二、名词解释

非创伤性修复治疗 非创伤性修复治疗是指使用手用器械清除龋坏组织，然后用有黏结作用、耐压和耐磨性能较好的新型玻璃离子材料将龋洞充填。

三、简答题

1.非创伤性修复治疗的适应证。

答：（1）乳牙和恒牙的中小龋洞。

（2）无牙髓暴露，无可疑牙髓炎。

2.非创伤性修复治疗的操作步骤。

答：洞型预备，清洁窝洞，混合及调拌材料，充填窝洞。

实训十

预防性树脂充填

扫描二维码，观看操作视频

病例导入

患儿，女性，12岁，右下第一恒磨牙殆面有一褐色斑点要求治疗。根据患儿主诉、临床检查，诊断为"46早期龋＋深窝沟"。作为经治医师，应选择何种预防措施为其治疗？

记忆链接

预防性树脂充填是仅去除窝沟处的病变牙釉质或牙本质，根据龋损的大小，采用酸蚀技术和树脂材料充填早期窝沟龋，并在殆面涂布一层封闭剂，是一种窝沟封闭与窝沟龋充填相结合的预防性措施。

适应证如下。

（1）深的点隙窝沟有患龋倾向，可能发生龋坏。

（2）窝沟有龋损能卡住探针。

（3）窝沟有早期龋迹象，釉质混浊或呈白垩色。

（4）无邻面龋损。

基于龋损范围、深度和使用的充填材料，预防性树脂充填可分为3种类型。

（1）A型：需用最小号圆钻去除脱矿釉质，用不含填料的封闭剂充填。

（2）B型：用小号或中号圆钻去除龋损组织，洞深基本在釉质内，通常用流动树脂材料充填。

（3）C型：用中号或较大圆钻去除龋坏组织，洞深已达牙本质故须垫底，涂布牙本质或釉质粘接剂后用后牙复合树脂材料充填。

技术操作

一、目的

只去除少量的龋坏组织后即用复合树脂或玻璃离子材料充填龋洞，未患龋的窝沟使用封闭剂保护，预防早期龋进一步发生。

二、操作规程

器材	口腔检查器械、口镜、探针、镊子、窝沟封闭剂、酸蚀剂、复合树脂、粘接剂、低速手机、锥形小毛刷或橡皮杯、三用枪头、吸唾管、适量棉卷或棉球、涂布封闭剂的小毛刷、咬合纸、高速手机和钻针、光固化窝沟封闭剂需要配备光固化灯
操作前准备	患者一般情况：口腔状况、窝沟形态、年龄、精神状态、配合程度、系统性疾病及药物过敏史等
操作方法	预防性树脂充填除了去除龋坏组织和使用粘接剂，其操作步骤与窝沟封闭相同。 （1）用手机去除点隙窝沟龋坏组织，圆钻大小依据龋坏范围而定，不做预防性扩展。 （2）清洁牙面，彻底冲洗干燥、隔湿。 （3）C 型在酸蚀前将暴露的牙本质用氢氧化钙垫底。 （4）酸蚀殆面及窝洞。 （5）A 型，仅用封闭剂涂布殆面窝沟及窝洞；B 型，用流动树脂材料或加有填料的封闭剂充填，固化后在殆面上涂布一层封闭剂；C 型，在窝洞内涂布一层釉质粘接剂后用后牙复合树脂充填。 （6）术后检查充填及固化情况，有无漏涂、咬合是否过高等

三、注意事项

操作中，术者应特别注意避免唾液污染酸蚀后的釉质，保持酸蚀面绝对干燥。

相关拓展

窝洞预备 是牙体修复术中至关重要的步骤，窝沟预备的质量直接影响治疗的成败，制备洞型时必须遵循以下原则。

（1）尽量去净病变组织。备洞过程应将坏死崩解及被细菌感染的病变牙体组织去除干净，若病变组织未去除干净，龋病可以在修复体下继续发展，产生更大的危害。

（2）尽量保留健康组织。余留的健康牙组织越多，越有利于维持余留牙体的强度，修复后的患牙才能更好地承受咀嚼力。

（3）保护牙髓、牙周组织。制备洞型时，术者应注意了解不同牙的牙体、牙周组织的形态、结构等特点，不向髓腔加压，不要对牙髓、牙周组织造成意外的伤害。

测试题

一、单选题

有关预防性树脂充填哪项是错误的（　　）

A. 不适用于邻面龋　　　　　　B. 制备洞型时应做预防性扩展

C. C 型酸蚀前须垫底　　　　　D. 是窝沟封闭与窝沟龋充填相结合的预防措施

正确答案： B

答案解析： 用手机去除点隙窝沟龋坏组织，圆钻大小依据龋坏范围而定，不做预防性扩展。

二、名词解释

预防性树脂充填　预防性树脂充填是指仅去除窝沟处的病变牙釉质或牙本质，根据龋损的大小，采用酸蚀技术和树脂材料充填早期窝沟龋，并在牙面上涂布一层封闭剂，是一种窝沟封闭与窝沟龋充填相结合的预防性措施。

三、简答题

预防性树脂充填的分类。

答：基于龋损范围、深度和使用的充填材料，预防性树脂充填可分为 3 种类型。

（1）A 型：需用最小号圆钻去除脱矿釉质，用不含填料的封闭剂充填。

（2）B 型：用小号或中号圆钻去除龋损组织，洞深基本在釉质内，通常用流动树脂材料充填。

（3）C 型：用中号或较大圆钻去除龋坏组织，洞深已达牙本质，故须垫底，涂布牙本质或釉质粘接剂后用后牙复合树脂材料充填。

实训十一

龈上洁治术

扫描二维码，观看操作视频

病例导入

患者，女性，25 岁，局部牙龈红肿，刷牙及咬硬物时牙龈出血，就诊咨询有何措施可以治疗牙龈出血的情况。作为该患者经治医师，应对患者进行何种治疗?

记忆链接

龈上洁治是使用洁治器械去除龈上牙石、牙菌斑、软垢和牙面上沉积的色素，并抛光牙面，以延迟牙菌斑和牙石的再沉积。

适应证如下。

（1）牙龈炎、牙周炎。洁治术是牙龈炎的主要治疗方法。

（2）预防性治疗。定期进行龈上洁治去除口腔内牙菌斑、牙石，是维持牙周健康与预防牙周疾病发生和复发的重要措施。

（3）口腔内其他治疗前的准备。义齿修复前、正畸治疗前及治疗期间、口腔内手术及放疗前均应先进行龈上洁治。

技术操作

一、目的

去除龈上牙石、牙菌斑、软垢和牙面上沉积的色素，并抛磨光牙面，以延迟牙菌斑和牙石的再沉积。

二、操作规程

器材及材料	口腔检查器械盘、三用枪头、吸唾管、口杯、超声波洁牙机、超声波洁牙机手柄、超声波龈上洁治工作尖、手工洁治器、低速马达、低速弯机头、抛光杯、抛光膏、3% 过氧化氢溶液或 0.12% 氯己定漱口水、冲洗针管、棉球等
操作前准备	（1）术者防护准备。穿防护服，戴帽子、口罩、手套、面罩，严格做好个人防护准备。 （2）患者防护准备。系防护围巾，用 3% 过氧化氢或 0.12% 氯己定漱口水含漱 1 分钟，以减少口腔内细菌数量及术中喷雾污染。 （3）体位准备。术者一般位于患者的右前方或右后方，调节椅位使患者口腔与术者肘部平齐，术者肘部呈 90°。洁治时，患者下牙𬌗平面基本与水平面平行，上牙平面与水平面成 60°~90°。根据洁牙区位置不同，术者可移动体位，但应避免频繁更换体位。 （4）超声波洁牙机的准备。 1）管路清洁：给每个患者治疗前、后均应踩踏开关 1 分钟，通过排水冲洗管路，以排出管路中滋生的微生物。 2）功率、水量调节：根据牙石的量、硬度，调节至合适功率和水量，使手柄工作时水呈雾状喷出
操作方法	（1）器械握持。采用握笔式或改良握笔式，操作中应根据牙面灵活转动器械，手工龈上洁治用改良握笔法握持器械，将洁治器的颈部紧贴中指指腹，食指弯曲位于中指上方，握持器械柄部，拇指指腹紧贴器械颈部的另一侧，并位于中指和食指端之间约中点处，使拇指、食指、中指构成一个三角形力点，从而稳固地握持器械。 （2）支点选择。包括口内支点和口外支点。口内支点包括常规支点、对侧牙弓支点、对颌牙弓支点、指上支点；口外支点包括掌心向上支点和掌心向下支点。 （3）器械角度的控制及用力方法。超声波龈上洁治时，使工作尖的侧面与牙面平行或呈小于 15° 的夹角，轻轻接触牙石下方，来回移动工作尖，利用超声震动击碎牙石；手用器械龈上洁治时，将器械工作面顶端 1~2mm 部分紧贴牙面、放置于牙石根方，调整洁治器工作面的角度，使之与牙面成 70°~90°，以约 80° 为宜，去除牙石时，先向牙面施加侧压力，然后转动前臂，腕部发力，通过手部以支点为中心的转动将力传至器械，将牙石整体向冠方刮除，也可以斜向或水平向刮除。 （4）牙面抛光。由于洁治后牙面较粗糙或有划痕，因而洁治后必须进行牙面抛光，避免牙菌斑和牙石的再堆积。牙面抛光时，先将抛光杯安装于低速弯机头上，然后蘸取适量抛光膏，弯机头低速旋转并稍加压力，使抛光杯的薄边缘深入龈缘下约 1mm。应注意，要避免抛光时的压力过大，否则会因过度产热

操作方法

损伤牙髓。

（5）口腔冲洗及上药。洁治后应用3%双氧水冲洗龈沟，以起到抑菌止血作用。

（6）口腔卫生宣教。洁治后，应教会患者如何正确刷牙以及使用牙线、牙间隙刷等保持口腔卫生。嘱患者术后数日内勿进食过冷过热食物以免牙齿敏感不适

三、注意事项

（1）工作尖要不停地移动，动作要小而轻，不能施加过大侧压力，可采取垂直、水平或斜向重叠的动作，以免遗漏牙石。

（2）切忌将工作尖停留在一点上振动或角度过大，这样会造成牙齿表面的损伤。

（3）遇到大块且坚硬的牙石时，可将工作尖放在牙石的边缘处移动，使牙石与牙面分离，也可采用分割法，将大块的牙石先分割成多个小块，再逐一击碎。

（4）由于施力轻，不利于对牙石的探触感觉，在洁治完成后应用探针仔细检查有无遗漏牙石。

相关拓展

手用器械预防性洁治术 对于不宜使用超声波洁治的患者，应采用手工器械进行预防性洁治，去除龈上牙菌斑、牙石、色素等。

不宜使用超声波预防性洁治的情况如下。

（1）乙肝表面抗原阳性患者。

（2）肺结核病患者。

（3）HIV患者。

（4）患呼吸系统疾病者（如呼吸抑制患者、慢性肺疾病患者）。

（5）佩戴心脏起搏器的患者（新型除外）。

（6）白血病、血友病等血液病患者。

测试题

一、多选题

1. 不宜使用超声波预防性洁治的情况包括（　　）

A. 乙肝表面抗原阳性患者

B. 肺结核病患者

C. HIV 患者

D. 患呼吸系统疾病，如呼吸抑制患者、慢性肺病患者

E. 佩戴新型心脏起搏器患者

F. 白血病、血友病等血液病患者

正确答案： A、B、C、D、F

答案解析： 超声波预防性洁治可适用于佩戴新型心脏起搏器患者。

2. 下列哪些不属于超声波预防性洁治的注意事项（　　）

A. 术前患者必须使用 3% 过氧化氢或 0.12% 氯己定漱口水含漱 1 分钟

B. 应将工作尖的侧面与牙面平行或呈小于 15° 的夹角，紧密接触牙石下方

C. 在术者操作熟练的情况下，超声波龈上洁治完成后可不必应用探针检查有无遗漏牙石

D. 管路清洁：给每个患者治疗前、后均应踩踏开关 1 分钟，通过排水冲洗管路，以排出管路中滋生的细菌微生物

正确答案： B、C

答案解析： 超声波龈上洁治需轻施力，洁治完成后均应仔细检查有无牙石遗漏。

二、简答题

简述龈上洁治的适应证。

答：（1）牙龈炎、牙周炎。龈上洁治术是牙龈炎的主要治疗方法。

（2）预防性治疗。定期进行龈上洁治去除口腔内牙菌斑、牙石，是维持牙周健康与预防牙周疾病发生和复发的重要措施。

（3）口腔内其他治疗前的准备。义齿修复前、正畸治疗前及治疗期间、口腔内手术及放疗前均应先进行龈上洁治。

实训十二

刷牙的方法

扫描二维码，观看操作视频

病例导入

患者，男性，46岁，口腔卫生状况差，患有慢性牙周炎，近1年时常刷牙出血，有口臭。近1个月来下前牙处有脓溢出，要求诊治。根据患者症状和临床检查，诊断为"下颌中切牙、侧切牙慢性牙周炎"。采取了"彻底的洁治、刮治术，过氧化氢（双氧水）冲洗，上碘甘油"，症状明显缓解。作为主治医师，为了防止病情反复，应选择何种预防措施为患者治疗？

记忆链接

刷牙是日常自我口腔保健的重要措施，采取正确的刷牙方法，借助牙刷的刷毛有效去除牙面和修复体表面的牙菌斑、软垢和食物残渣，按摩牙龈，促进牙龈组织的血液循环，是维护牙龈健康、预防牙周病发生和发展的主要手段。

选择合适的牙刷、牙膏、刷牙方法可以最大程度地帮助控制牙菌斑，维护口腔健康或延长修复体的使用寿命。如果刷牙方法不正确，不但达不到刷牙的目的，反而会引起各种不良后果，最常见的是牙龈萎缩及由其引起的牙颈部感觉过敏，还能引起牙体硬组织的磨损和颈部楔状缺损。

常用的刷牙方法包括：改良 Bass 刷牙法、垂直颤动刷牙法、Fones 刷牙法、生理刷牙法。

技术操作

一、目的

通过教会患者以正确的刷牙方式有效地去除牙面和修复体表面的牙菌斑和软垢，降低牙体组织的患龋率，借助刷毛对牙龈的按摩作用，促进血液循环，提高牙龈上皮的角化程度，增强牙周组织的防御能力，预防牙周疾病的发生。

二、操作规程

器材	牙刷、牙膏、漱口杯、面镜

操作前准备	患者一般情况：口腔卫生状况、牙周组织情况、年龄、精神状态、配合程度、系统性疾病及药物过敏史等

操作方法

大多数刷牙方法中都包括颤动、旋转和拂刷 3 种基本动作，将其组合成不同的刷牙方法，通过适当的练习，一般都能达到较好的刷牙效果。目前最受推崇的是改良 Bass 刷牙法。

1. 水平颤动拂刷法　又称改良 Bass 刷牙法，是一种有效去除龈沟内和牙面的牙菌斑的刷牙方法。

（1）选择软毛牙刷，手持刷柄，将刷头置于牙颈部，刷毛与牙长轴约呈 45°，刷毛指向牙根方向（刷上颌牙时向上，刷下颌牙时向下），轻微加压，使部分刷毛进入龈沟，部分刷毛置于龈缘上，并尽可能伸入邻间隙内。

（2）从后牙颊侧以 2~3 颗牙为一组，做前后方向的短距离（约 1mm）的水平颤动 10 次左右，同时使刷毛自牙龈向咬合面方向做垂直拂刷。注意动作要轻柔。

（3）刷完第一个部位之后，将牙刷移至下一组牙的位置，重新放置，注意应与前一组牙齿牙刷放置的位置有所重叠，继续刷下一部位，按顺序刷完上下牙齿的唇（颊）面。

（4）用同样的方法清洁后牙舌（腭）侧面。

（5）刷前牙舌（腭）面时，将刷头竖放在牙面上，使前部刷毛接触龈缘或进入龈沟，与牙长轴约呈 45°，对着牙长轴做短颤动。然后上前牙自上而下拂刷，下前牙自下而上拂刷。

（6）咬合面的刷牙动作是将刷毛指向咬合面，稍加压使刷毛尖端深入点隙，做近远中向的颤动。

2. 垂直颤动刷牙法　又称上下刷牙法，是比较符合口腔保健要求的刷牙方法。

（1）基本动作是顺着牙间隙上下垂直颤动拂刷，在旋转刷牙的基础上结合颤动动作。

（2）刷唇、颊和后牙的舌、腭面时，使刷毛与牙长轴平行，刷毛指向牙龈方向，紧贴牙龈和牙面。在上、下牙拂刷前，轻压刷毛一侧，使刷毛屈曲成 45° 角，做轻柔的垂直颤动。然后转动刷柄，使刷毛由龈方至冠方顺着牙面和牙间隙做柔和的拂刷和剔的动作进行刷洗。

（3）刷前牙的舌、腭侧用旋转拂刷法。

（4）刷咬合面时，将牙刷毛压于咬合面，前后来回刷。各部位可重复刷牙动作 10 次左右。

3. Fones 刷牙法　又称为圆弧法，因为这种方法对龈沟内和邻间隙清洁效果不佳，故不适合牙周病患者，尤其是牙龈萎缩、牙间隙较大的人群。但此法十分简单，是一种最易学习理解和掌握的方法，对于部分智障或年幼儿童最为适合。

（1）刷牙齿唇、颊侧时，前牙切端呈对刃状态，后牙呈上下相对的咬合状态，将软毛牙刷放入颊间隙，刷毛轻度接触上颌最后磨牙的牙龈区，做较快、较宽的连续的圆弧形动作，轻压刷毛从上颌牙龈拖拉至下颌牙龈，并逐渐向近中移动。

（2）在刷牙齿的舌、腭侧面时，上、下颌牙需要分别清洁。张嘴后，刷头从后向前做圆弧形移动，清洁牙齿内侧面。舌侧面与腭侧面需往返颤动，由上颌牙弓到下颌牙弓。

4. 生理刷牙法　又称为 Smith 刷牙法，是一种适合口腔健康状况基本正常者的刷牙方法，能够清洁牙面和刺激牙龈组织的血液循环，增进牙周组织健康。刷牙时，将牙刷刷毛与牙面接触，刷毛顶端指向冠方，然后沿牙面向牙龈轻微拂刷，类似咀嚼纤维性食物对牙面的摩擦动作。

5. 旋转刷牙法　又称为竖刷法或 Roll 刷牙法，是一种操作简便，易于掌握的刷牙方法。因其能够对牙龈产生良性刺激，增进牙龈健康，故更适合牙龈退缩者。

选用中等硬毛牙刷，刷毛 2~3 排。刷唇、颊以及后牙的舌、腭面时，将刷毛置于牙槽黏膜上，呈 45°。刷毛指向根尖方向，刷毛端的一部分紧贴牙面，一部分紧贴牙龈，轻压刷毛一侧，使刷毛屈曲，即上牙往下刷，下牙往上刷。刷前牙舌腭侧时，可将牙刷的前端毛束部分压在牙龈上，顺着牙间隙向切缘拂刷。拂刷动作要慢一些，使部分刷毛到达邻间隙，以便于清除邻面牙菌斑。刷咬合面时，将刷毛放在咬合面上前后来回做小环形旋转运动。各部位可重复刷牙动作 10 次左右

操作方法

三、注意事项

（一）选择合适的牙刷

（1）要选择大小合适的刷头，使之能够在口腔里灵活转动。

（2）刷毛末端充分磨圆，且软硬度适中，否则易损伤牙齿和牙龈。

（3）刷柄应根据手的大小选择，儿童应有针对性地选择儿童牙刷。

（4）无法掌握正确刷牙方法的人（如残疾人）可选择电动牙刷。

（二）牙刷的保管

（1）每人一把牙刷，不要混用，以防交叉感染。

（2）每次刷牙后，用清水反复冲洗牙刷，并将刷毛上的水甩干，然后刷头向上置于通风处干燥。

（3）不要沸水消毒，以防刷毛变形。

（4）2~3个月更换一次牙刷。

（三）牙膏的作用

牙膏是刷牙的辅助用品，使用牙膏能够增强刷毛和牙面之间的摩擦作用，有效去除牙菌斑、抛光牙面，使口腔清爽。常见的功能牙膏包括：含氟牙膏、抗牙本质敏感牙膏、中药牙膏和氯己定牙膏。选择牙膏时应注意：①选择药物牙膏时，应几种交替使用，以免口腔中的菌群产生耐药性；②药物牙膏的药效会随储存时间延长而逐渐减弱，且由于牙膏在口腔中停留时间短暂，加之唾液的稀释，浓度降低明显，难以达到理想的杀菌效果；③3~6岁儿童可使用儿童专用含氟牙膏，但每次使用剂量不超过0.5g（长度约0.5cm）。3岁以下儿童使用含氟牙膏每次不超过米粒大小。成人每次使用牙膏的剂量为1g（长度约1cm）。

（四）刷牙的注意事项

（1）准确判断口腔内牙菌斑附着的部位，尤其是牙齿的邻面和最后磨牙的远中面。对于牙周病患者，可以使用牙菌斑显示片准确显示牙菌斑的位置。

（2）刷牙时力量要适度，力量过大可增加牙齿与牙龈损伤的机会。

（3）口腔内结构复杂，只用一种刷牙方法难以去净口内牙菌斑，可用多种刷牙动作相互结合进行口腔清洁。

（4）刷牙时按照一定次序系统进行，避免遗漏。可将口腔分为上、下、左、右4个大区，每个大区又可以分为唇颊面、舌腭面、咬合面3个小区，每个小区必须重复洗刷。

（5）刷牙次数以能彻底控制牙菌斑和牙垢为度，至少每天早晚各刷牙1次，尤其是晚上睡前要刷牙。为了保证刷牙质量，每个牙面都要有足够的拂刷时间，每个牙面至少刷5~10次，因此，每次刷牙时间不少于3分钟。

自我口腔保健是维护口腔健康和预防口腔疾病的重要手段，尤其是每天刷牙能够有效清除口内牙菌斑，达到预防牙周疾病及龋病的目的，并维持牙周疾病治疗的效果，减少复发。故应广泛宣传和强调刷牙的重要性，重视刷牙质量。

相关拓展

水平颤动刷牙法（Bass 刷牙法）能够有效去除龈缘附近及龈沟内牙菌斑。这种方法具有较强的清洁能力，克服了拉锯式横刷法的缺点，既能有效去除牙颈部和龈沟内的牙垢和牙菌斑，还能按摩牙龈，以免造成牙龈退缩和楔状缺损。水平颤动拂刷法（即改良 Bass 刷牙法）在此基础上增加了由牙颈部向咬合面方向的垂直拂刷，效果更好。

测试题

一、单选题

1. 控制牙菌斑最常用的方法是（　　）

A. 牙线

B. 洁治

C. 药物含漱

D. 刷牙

正确答案：D

答案解析：刷牙是最常用的方法。

2. 刷牙方法不当可以造成（　　）

A. 牙菌斑减少

B. 牙龈萎缩

C. 口气不良

D. 牙列不齐

正确答案：B

答案解析：刷牙方法不正确，最常见的不良后果是牙龈萎缩、引起的牙颈部的感觉过敏，还能引起牙体硬组织的磨损和牙颈部楔状缺损。

3. 牙龈退缩的患者最适宜使用的刷牙方法是（　　）

A. 水平颤动拂刷法

B. Fones 刷牙法

C. Roll 刷牙法

D. 生理刷牙法

正确答案：C

答案解析： Roll 刷牙法，即旋转刷牙法或竖刷法，是一种操作简便，易于掌握的刷牙方法。因其能够刺激牙龈，增进牙龈健康，故更适合牙龈退缩者。

4. 最适宜儿童使用的刷牙方法是（　　）

A. 水平颤动拂刷法

B. Fones 刷牙法

C. Roll 刷牙法

D. 生理刷牙法

正确答案： B

答案解析： Fones 刷牙法十分简单，是一种最易学习理解和掌握的方法，对于部分智障或年幼儿童最为适合。

5. 水平颤动拂刷法应使刷毛与牙长轴约呈多少度（　　）

A. 15°

B. 30°

C. 45°

D. 60°

正确答案： C

答案解析： 水平颤动拂刷法刷毛与牙长轴呈 45°，能使刷毛部分进入龈沟，利于清除龈沟内的牙菌斑。

6. 水平颤动拂刷法和 Roll 刷牙法的主要区别是（　　）

A. 刷毛与牙长轴约呈 45°

B. 刷毛由牙颈部向牙冠部运动

C. 短距离水平运动

D. 咬合面前后运动

正确答案： C

答案解析： 水平颤动拂刷法又称为改良 Bass 刷牙法；Roll 刷牙法又称为旋转刷牙法或竖刷法。

7. 刷牙最不易清洁的部位是（　　）

A. 牙颈部

B. 邻间隙

C. 后牙远中面

D. 下前牙舌侧

正确答案： B

答案解析： 当牙刷刷毛过于细软，或刷牙方法不正确时，牙刷毛不易进入牙齿的邻间隙，尤其是牙齿邻面接触区龈方的邻间隙。所以这个部位相对不易清洁，需要借助牙线、牙签等对邻间隙进行清洁。

二、简答题

1. 常用的刷牙方法有哪些？

答：水平颤动拂刷法、垂直颤动刷牙法、Fones 刷牙法、生理刷牙法和旋转刷牙法。

2. 水平颤动拂刷法的操作要点有哪些？

答：（1）选择软毛牙刷，手持刷柄，将刷头置于牙颈部，刷毛与牙长轴约呈45°，刷毛指向牙根方向（刷上颌牙指向上、刷下颌牙指向下），轻微加压，使部分刷毛进入龈沟，部分刷毛置于龈缘上，并尽可能伸入邻间隙内。

（2）以 2 或 3 颗牙为一组，做短距离（约 1mm）的水平颤动 10 次左右，同时使刷毛自牙龈向咬合面方向做垂直拂刷。注意动作要轻柔。

（3）将牙刷移至下一组牙的位置，重新放置，注意应与前一组牙齿牙刷放置的位置有所重叠，继续刷下一部位。按照顺序刷完上下牙齿的唇（颊）面。

（4）用同样的方法清洁后牙舌（腭）侧面。

（5）刷前牙舌（腭）面时将刷头竖放在牙面上，使前部刷毛接触龈缘或进入龈沟，与牙长轴约呈 45°，对着牙长轴做短颤动。然后上前牙自上而下拂刷，下前牙自下而上拂刷。

（6）咬合面的刷牙动作是将刷毛指向咬合面，稍加压使刷毛尖端深入点隙，做近远中向的颤动。

实训十三

牙菌斑控制评估方法

病例导入

患者，男性，23岁，因错殆畸形进行正畸治疗9个月，近来时常刷牙出血，有口臭，要求诊治。根据患者症状和临床检查，诊断为"慢性牙龈炎"，给予"超声洁治术、过氧化氢（双氧水）冲洗，上碘甘油"，症状明显缓解。作为主治医师，为了防止病情反复，应选择何种预防措施为患者治疗？

记忆链接

牙菌斑是由细菌和食物软垢在牙齿表面上结合形成的一薄层致密的、非钙化的、胶质样的膜状细菌团。牙菌斑的形成需经历3个阶段。①获得性膜的形成：口腔中唾液蛋白或糖蛋白吸附至牙面，形成一层无结构、无细胞的薄膜称为获得性膜。②细菌的吸附与聚集：获得性膜能为细菌依附提供特殊受体，具选择性吸附细菌至牙面的作用。③牙菌斑的成熟：众多细菌集结在一起，食物黏附在牙齿上，互相提供营养物质，细菌大量增殖，吸引微生物菌落附着在牙面上，形成一层软垢。

通常情况下牙菌斑肉眼不易辨认，为无色、柔软的物质，黏附于牙面，可借助牙菌斑显示剂使其染色。牙菌斑多位于点隙、裂沟、邻接面和牙颈部等不易清洁的部位，且不易被唾液冲刷掉，也不易在咀嚼时被去除。

技术操作

一、目的

学会牙菌斑显示的方法，通过观察牙菌斑被染色和分布的状况，来显示牙面不洁状态，测评牙面清洁程度，确定残留牙菌斑位置，以提高口腔清洁效果，达到彻底清洁牙齿的目的。

二、操作规程

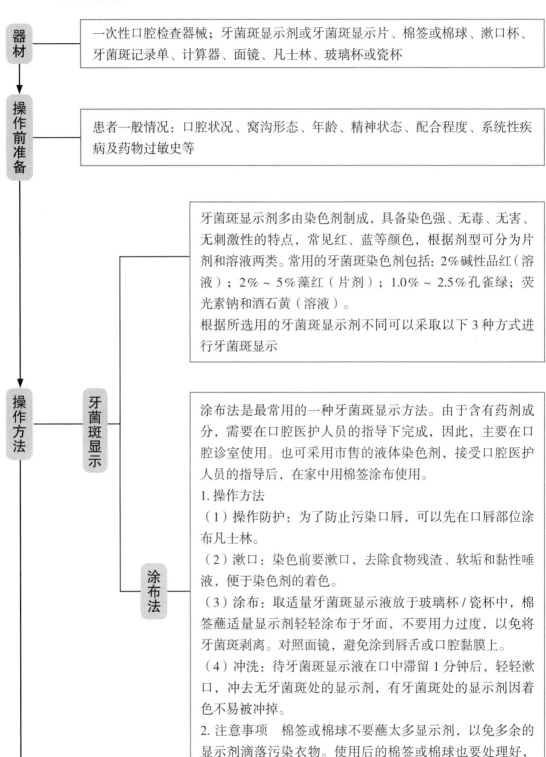

器材　一次性口腔检查器械；牙菌斑显示剂或牙菌斑显示片、棉签或棉球、漱口杯、牙菌斑记录单、计算器、面镜、凡士林、玻璃杯或瓷杯

操作前准备　患者一般情况：口腔状况、窝沟形态、年龄、精神状态、配合程度、系统性疾病及药物过敏史等

操作方法

牙菌斑显示　牙菌斑显示剂多由染色剂制成，具备染色强、无毒、无害、无刺激性的特点，常见红、蓝等颜色，根据剂型可分为片剂和溶液两类。常用的牙菌斑染色剂包括：2%碱性品红（溶液）；2%～5%藻红（片剂）；1.0%～2.5%孔雀绿；荧光素钠和酒石黄（溶液）。

根据所选用的牙菌斑显示剂不同可以采取以下3种方式进行牙菌斑显示

涂布法　涂布法是最常用的一种牙菌斑显示方法。由于含有药剂成分，需要在口腔医护人员的指导下完成，因此，主要在口腔诊室使用。也可采用市售的液体染色剂，接受口腔医护人员的指导后，在家中用棉签涂布使用。

1.操作方法

（1）操作防护：为了防止污染口唇，可以先在口唇部位涂布凡士林。

（2）漱口：染色前要漱口，去除食物残渣、软垢和黏性唾液，便于染色剂的着色。

（3）涂布：取适量牙菌斑显示液放于玻璃杯/瓷杯中，棉签蘸适量显示剂轻轻涂布于牙面，不要用力过度，以免将牙菌斑剥离。对照面镜，避免涂到唇舌或口腔黏膜上。

（4）冲洗：待牙菌斑显示液在口中滞留1分钟后，轻轻漱口，冲去无牙菌斑处的显示剂，有牙菌斑处的显示剂因着色不易被冲掉。

2.注意事项　棉签或棉球不要蘸太多显示剂，以免多余的显示剂滴落污染衣物。使用后的棉签或棉球也要处理好，否则会污染其他器具或衣物

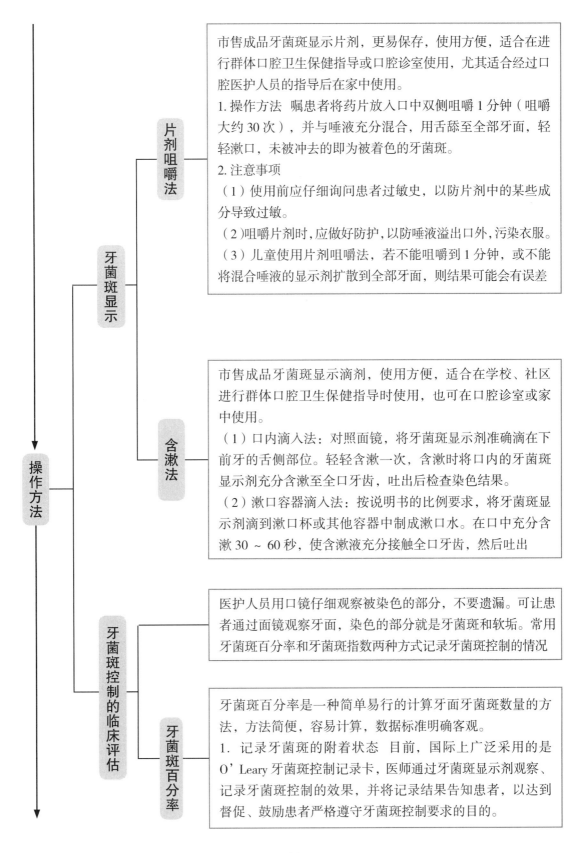

操作方法

牙菌斑显示

片剂咀嚼法

市售成品牙菌斑显示片剂，更易保存，使用方便，适合在进行群体口腔卫生保健指导或口腔诊室使用，尤其适合经过口腔医护人员的指导后在家中使用。

1.操作方法 嘱患者将药片放入口中双侧咀嚼1分钟（咀嚼大约30次），并与唾液充分混合，用舌舔至全部牙面，轻轻漱口，未被冲去的即为被着色的牙菌斑。

2.注意事项

（1）使用前应仔细询问患者过敏史，以防片剂中的某些成分导致过敏。

（2）咀嚼片剂时，应做好防护，以防唾液溢出口外，污染衣服。

（3）儿童使用片剂咀嚼法，若不能咀嚼到1分钟，或不能将混合唾液的显示剂扩散到全部牙面，则结果可能会有误差

含漱法

市售成品牙菌斑显示滴剂，使用方便，适合在学校、社区进行群体口腔卫生保健指导时使用，也可在口腔诊室或家中使用。

（1）口内滴入法：对照面镜，将牙菌斑显示剂准确滴在下前牙的舌侧部位。轻轻含漱一次，含漱时将口内的牙菌斑显示剂充分含漱至全口牙齿，吐出后检查染色结果。

（2）漱口容器滴入法：按说明书的比例要求，将牙菌斑显示剂滴到漱口杯或其他容器中制成漱口水。在口中充分含漱30～60秒，使含漱液充分接触全口牙齿，然后吐出

牙菌斑控制的临床评估

医护人员用口镜仔细观察被染色的部分，不要遗漏。可让患者通过面镜观察牙面，染色的部分就是牙菌斑和软垢。常用牙菌斑百分率和牙菌斑指数两种方式记录牙菌斑控制的情况

牙菌斑百分率

牙菌斑百分率是一种简单易行的计算牙面牙菌斑数量的方法，方法简便，容易计算，数据标准明确客观。

1.记录牙菌斑的附着状态 目前，国际上广泛采用的是O'Leary牙菌斑控制记录卡，医师通过牙菌斑显示剂观察、记录牙菌斑控制的效果，并将记录结果告知患者，以达到督促、鼓励患者严格遵守牙菌斑控制要求的目的。

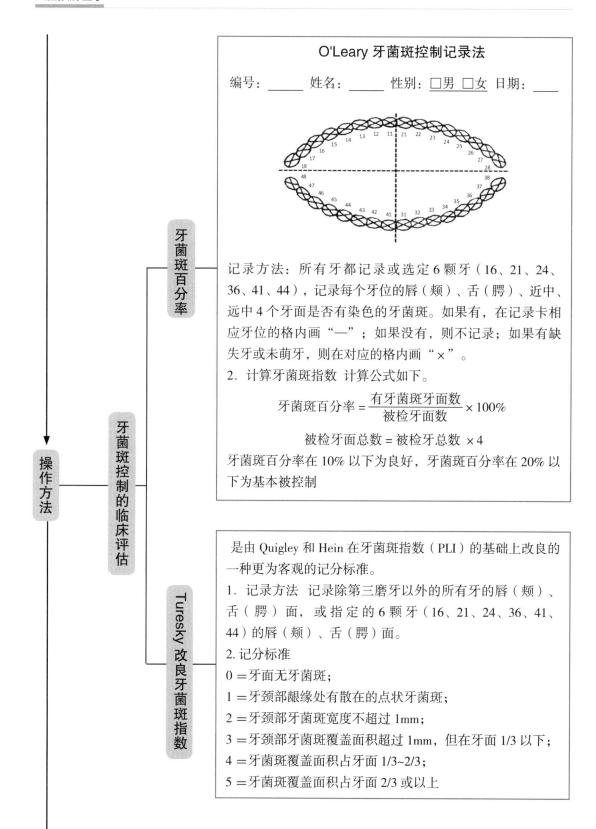

O'Leary 牙菌斑控制记录法

编号：_____ 姓名：_____ 性别：□男 □女 日期：____

记录方法：所有牙都记录或选定 6 颗牙（16、21、24、36、41、44），记录每个牙位的唇（颊）、舌（腭）、近中、远中 4 个牙面是否有染色的牙菌斑。如果有，在记录卡相应牙位的格内画"—"；如果没有，则不记录；如果有缺失牙或未萌牙，则在对应的格内画"×"。

2. 计算牙菌斑指数 计算公式如下。

$$牙菌斑百分率 = \frac{有牙菌斑牙面数}{被检牙面数} \times 100\%$$

$$被检牙面总数 = 被检牙总数 \times 4$$

牙菌斑百分率在 10% 以下为良好，牙菌斑百分率在 20% 以下为基本被控制

是由 Quigley 和 Hein 在牙菌斑指数（PLI）的基础上改良的一种更为客观的记分标准。

1. 记录方法 记录除第三磨牙以外的所有牙的唇（颊）、舌（腭）面，或指定的 6 颗牙（16、21、24、36、41、44）的唇（颊）、舌（腭）面。

2. 记分标准

0 = 牙面无牙菌斑；

1 = 牙颈部龈缘处有散在的点状牙菌斑；

2 = 牙颈部牙菌斑宽度不超过 1mm；

3 = 牙颈部牙菌斑覆盖面积超过 1mm，但在牙面 1/3 以下；

4 = 牙菌斑覆盖面积占牙面 1/3~2/3；

5 = 牙菌斑覆盖面积占牙面 2/3 或以上

操作方法

牙菌斑控制的临床评估

牙菌斑百分率

Turesky 改良牙菌斑指数

操作方法　评估意义

根据牙菌斑记录的情况，测评牙面清洁程度，确定残留牙菌斑位置，进行口腔清洁指导，提高自我保健技术，彻底清洁牙齿，达到预防龋病、维护牙周健康和维持治疗效果的目的。

医护人员可对患者做进一步的口腔卫生指导，染色深的部位应着重清洁，直至着色牙菌斑清洁干净为止。患者对着面镜操作过程中，医护人员可对患者的刷牙方法、牙刷移动幅度、用力情况进行考察。为了确定达到有效刷牙的效果，可以再一次做牙菌斑显示，若牙菌斑已经清除干净，就应该不再被染色。对于再次被着色的部位，属于牙菌斑顽固滞留的区域，应该反复清洁，并嘱患者多加练习，真正做到有效刷牙。

通过牙菌斑显示评估牙菌斑控制的情况，使患者了解自己刷牙前后，口腔卫生状况的变化，真正掌握有效的方法，使得医护人员的口腔卫生指导更加形象、直观，患者更易理解，效果更为明显

相关拓展

牙菌斑控制方法　包括机械方法、生物学方法、化学方法、免疫方法。

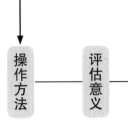

测试题

一、单选题

1. 下列是运用牙菌斑显示剂的目的，除了（　　）

A. 作为显示牙面不洁程度的手段

B. 作为检查牙面龋坏范围的手段

C. 作为评价刷牙效果的手段

D. 作为确定残留牙菌斑的手段

正确答案： B

答案解析： 牙菌斑显示是显示牙面不洁程度的手段，可以作为评价刷牙效果的手段，能够作为确定残留牙菌斑的手段，作为提高口腔清洁技术的手段。

2. 常用的牙菌斑显示剂是（　　）

A. 碘酊

B. 甲紫（龙胆紫）

C. 红汞

D. 碱性品红液

正确答案： D

答案解析： 常用的牙菌斑染色剂包括2%碱性品红（溶液）、2%～5%藻红（片剂）、1.0%～2.5%孔雀绿、荧光素钠和酒石黄（溶液）。

3. 下列哪种方法不宜用来记录牙菌斑（　　）

A. 牙菌斑指数

B. 口腔卫生指数

C. 牙菌斑百分率

D. 社区牙周指数

正确答案： D

答案解析： A、B、C均可记录牙菌斑，社区牙周指数主要用于记录牙龈出血、牙石和牙周袋深度。

二、名词解释

牙菌斑 牙菌斑是由细菌和食物软垢在牙齿表面上结合形成的一薄层致密的、非钙化的、胶质样的膜状细菌团。

三、简答题

1. 牙菌斑的形成经历了哪 3 个阶段？

答：（1）获得性膜的形成。口腔中唾液糖蛋白吸附至牙齿表面，形成一层无结构、无细胞的薄膜。它为口腔细菌的黏附提供了基质。

（2）细菌的附着与聚集。获得性膜能为细菌附着提供特殊受体，具有选择性吸附细菌至牙面的作用。

（3）牙菌斑的成熟。众多细菌集结在获得性膜上生长、发育、繁殖和衰亡，并在其中进行复杂的代谢活动，产酸。

2. 牙菌斑显示的方法有哪些？

答：①涂布法；②片剂咀嚼法；③含漱法。

3. 牙菌斑记录的方法有哪些？

答：①牙菌斑百分率；② Turesky 改良牙菌斑指数。

实训十四

牙线的使用

扫描二维码，观看操作视频

病例导入

患者，女性，30岁，牙齿易发生邻面龋坏，曾多次来医院进行补牙，就诊咨询有何预防措施可以预防牙齿邻面龋坏。作为该患者经治医师应对患者进行怎样的健康宣教，以预防邻面龋的发生？

记忆链接

牙线是用来清洁牙齿邻面最有效的工具。使用牙线是一级预防中的特殊性防护措施，能够有效清洁牙齿邻面的食物残渣、牙菌斑及软垢，显著降低龋患及防止牙周疾病发生。

技术操作

一、目的

牙线的使用能方便地到达刷牙、漱口及剔牙都难以到达的狭窄牙缝，有效去除牙缝内的食物残渣、牙菌斑和软垢，预防龋病的发生。

二、操作规程

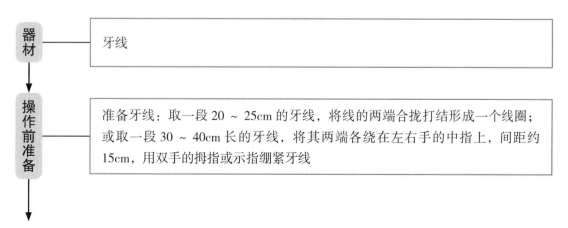

器材 —— 牙线

操作前准备 —— 准备牙线：取一段 20～25cm 的牙线，将线的两端合拢打结形成一个线圈；或取一段 30～40cm 长的牙线，将其两端各绕在左右手的中指上，间距约 15cm，用双手的拇指或示指绷紧牙线

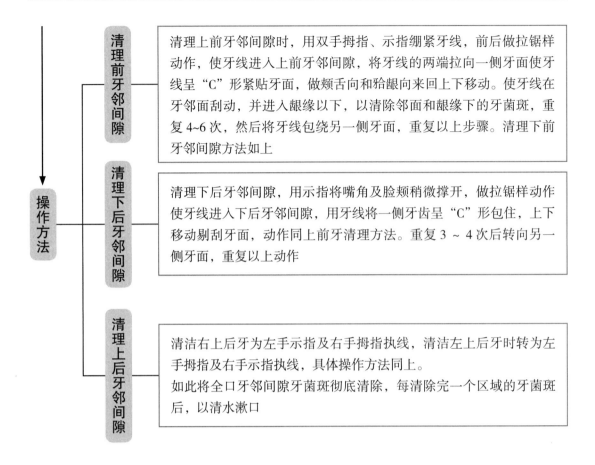

操作方法

清理前牙邻间隙：清理上前牙邻间隙时，用双手拇指、示指绷紧牙线，前后做拉锯样动作，使牙线进入上前牙邻间隙，将牙线的两端拉向一侧牙面使牙线呈"C"形紧贴牙面，做颊舌向和殆龈向来回上下移动。使牙线在牙邻面刮动，并进入龈缘以下，以清除邻面和龈缘下的牙菌斑，重复4~6次，然后将牙线包绕另一侧牙面，重复以上步骤。清理下前牙邻间隙方法如上

清理下后牙邻间隙：清理下后牙邻间隙，用示指将嘴角及脸颊稍微撑开，做拉锯样动作使牙线进入下后牙邻间隙，用牙线将一侧牙齿呈"C"形包住，上下移动剔刮牙面，动作同上前牙清理方法。重复3～4次后转向另一侧牙面，重复以上动作

清理上后牙邻间隙：清洁右上后牙为左手示指及右手拇指执线，清洁左上后牙时转为左手拇指及右手示指执线，具体操作方法同上。
如此将全口牙邻间隙牙菌斑彻底清除，每清除完一个区域的牙菌斑后，以清水漱口

三、注意事项

①两指间的牙线的距离应超过 3.5cm；②牙线通过接触点，手指不能强行用力，拉锯式进入间隙；③牙线不能进入牙龈组织，以免引起牙龈不适或出血；④当牙线磨损或污染时可转动中指，更换另一端完好的牙线来继续使用。

相关拓展

牙间隙刷的使用　当患者患有牙周疾病或者由于牙齿排列不齐造成牙缝较大时，可以选择牙间隙刷，适用于清除牙龈乳头丧失的邻间区、暴露的根分叉和排列不齐的牙邻面。

测试题

单选题

1. 牙线用来清洁牙齿的哪些面（　　）

A. 咬合面

B. 唇颊面

C. 邻面

D. 舌腭面

正确答案： C

答案解析： 牙线用来清洁邻面。

2. 牙线的使用方法哪些是错误的（　　）

A. 清理牙邻间隙时，将牙线的两端拉向一侧牙面使牙线呈"C"形紧贴牙面，做颊舌向和殆龈向来回上下移动

B. 牙线是用来清洁牙齿邻面最有效的工具

C. 当牙线磨损或污染时可转动中指，更换另一端完好的牙线来继续使用

D. 牙线通过接触点较困难时，可手指用力进入间隙

正确答案： D

答案解析： 牙线通过接触点，手指不能强行用力，应拉锯式进入间隙。

实训十五

牙间隙刷的使用方法

扫描二维码，观看操作视频

病例导入

患者，男性，62岁，全口牙周炎，牙龈萎缩，牙根暴露，容易造成食物嵌塞，不易清理。曾因牙齿邻面龋坏，多次来医院进行补牙。就诊咨询如何保持口腔卫生，预防邻面龋坏。作为该患者经治医生应对患者进行哪些健康宣教?

记忆链接

牙间隙刷是用来清洁较大牙间隙最有效的工具。

适应证如下。

（1）用于清除牙龈乳头丧失的邻间区、暴露的根分叉和排列不整齐的牙邻面，特别是去除牙邻面颈部凹陷处和根面上附着的牙菌斑。

（2）用于清洁矫治器、固定修复体、种植牙、牙周夹板、缺隙保持器以及其他常用牙刷难以达到的部位。

技术操作

一、目的

使用牙间隙刷可以方便有效地去除牙间隙内的食物残渣牙菌斑软垢，预防龋病及牙周病的发生。

二、操作规程

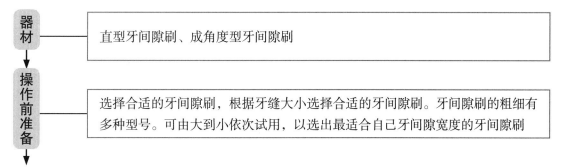

器材	直型牙间隙刷、成角度型牙间隙刷
操作前准备	选择合适的牙间隙刷，根据牙缝大小选择合适的牙间隙刷。牙间隙刷的粗细有多种型号。可由大到小依次试用，以选出最适合自己牙间隙宽度的牙间隙刷

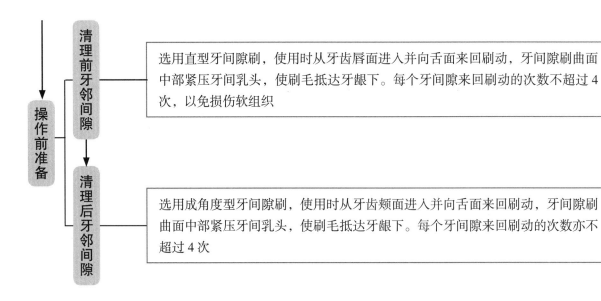

三、注意事项

（1）在牙间隙宽度存在较大差异的情况下，需选用不同尺寸的牙间隙刷。

（2）牙间隙刷为消耗品，每周需要更换 1 支。每次使用后应清洗刷头，并放置于通风处干燥，以免牙菌斑堆积影响清洁效果。

相关拓展

　　超声波龈上洁治　利用超声波产生的高频、高能振动，通过洁治机工作头把牙齿表面的牙结石、牙渍击碎，然后通过洁治机产生的水雾把碎石、牙菌斑冲刷下来，是一种高效、卫生、方便、舒适的牙齿洁治手段，在临床中得到广泛应用。

测试题

多选题

牙间隙刷用来清洁牙齿的哪些面（　　）

A. 咬合面

B. 唇颊面

C. 邻面

D. 舌腭面

E. 根分叉区

F. 根面

正确答案： C、E、F

答案解析： 牙间隙刷不仅可以用来清洁邻面，还可以清洁根面以及根分叉区。

实训十六

口腔健康教育

病例导入

　　某小学校邀请口腔医师为学校学生进行口腔健康教育。作为一名口腔科医师应如何对小学生进行健康宣教，可采用何种方式?

记忆链接

　　口腔健康教育是健康教育的一个分支，其通过口腔保健知识、技术的传播，帮助人们树立正确的口腔健康意识，提高自我口腔保健能力，鼓励人们主动采取有利于口腔健康的行为，终身维护口腔健康。

　　1.口腔健康教育的原则　具体体现在5个方面。①高度的思想性；②严格的科学性；③广泛的群众性；④明确的针对性；⑤完美的艺术性。

　　2.口腔健康教育的方法　一般可采取多种教育方法，包括：①进行个别交谈；②组织小型讨论会；③借助大众传播渠道；④组织社区活动。

　　3.口腔健康教育的评价　口腔健康教育的评价方法包括口腔健康教育者自我评价、知情人评价、书面测试等，对收集的资料进行统计分析后做出总结报告，最后得出结论。

技术操作

一、目的

　　（1）掌握口腔健康教育与口腔健康促进的概念、策略、任务。

　　（2）熟悉健康教育目标的制定、计划、实施。

　　（3）了解口腔健康教育与促进的评价。

二、操作规程

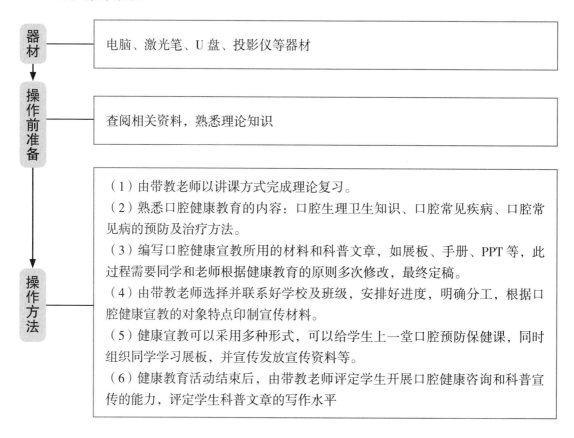

器材 ── 电脑、激光笔、U盘、投影仪等器材

操作前准备 ── 查阅相关资料，熟悉理论知识

操作方法 ──
（1）由带教老师以讲课方式完成理论复习。
（2）熟悉口腔健康教育的内容：口腔生理卫生知识、口腔常见疾病、口腔常见病的预防及治疗方法。
（3）编写口腔健康宣教所用的材料和科普文章，如展板、手册、PPT等，此过程需要同学和老师根据健康教育的原则多次修改，最终定稿。
（4）由带教老师选择并联系好学校及班级，安排好进度，明确分工，根据口腔健康宣教的对象特点印制宣传材料。
（5）健康宣教可以采用多种形式，可以给学生上一堂口腔预防保健课，同时组织同学学习展板，并宣传发放宣传资料等。
（6）健康教育活动结束后，由带教老师评定学生开展口腔健康咨询和科普宣传的能力，评定学生科普文章的写作水平

三、注意事项

健康教育的信息应具有科学性和准确性，所以在活动开始之前要对健康教育的材料进行严谨地组织与修改，要使教育材料具有通俗性、趣味性和针对性。健康宣教现场分工需要合理，并安排好现场进度。

相关拓展

口腔健康的标准 世界卫生组织（WHO）的定义为"牙齿清洁，无龋洞、无痛感，牙龈色泽正常，无出血现象"。

测试题

一、名词解释

口腔健康教育　口腔健康教育是健康教育的一个分支，通过口腔保健知识、技术的传播，帮助人们树立正确的口腔健康意识，提高自我口腔保健能力，鼓励人们主动采取有利于口腔健康的行为，终身维护口腔健康。

二、简答题

口腔健康教育的原则是什么？

答：具体体现在 5 个方面。①高度的思想性；②严格的科学性；③广泛的群众性；④明确的针对性；⑤完美的艺术性。